救急を救う男

医師・松岡良典が実現させた
24時間365日
絶対に断らないクリニック

嶋 康晃 著

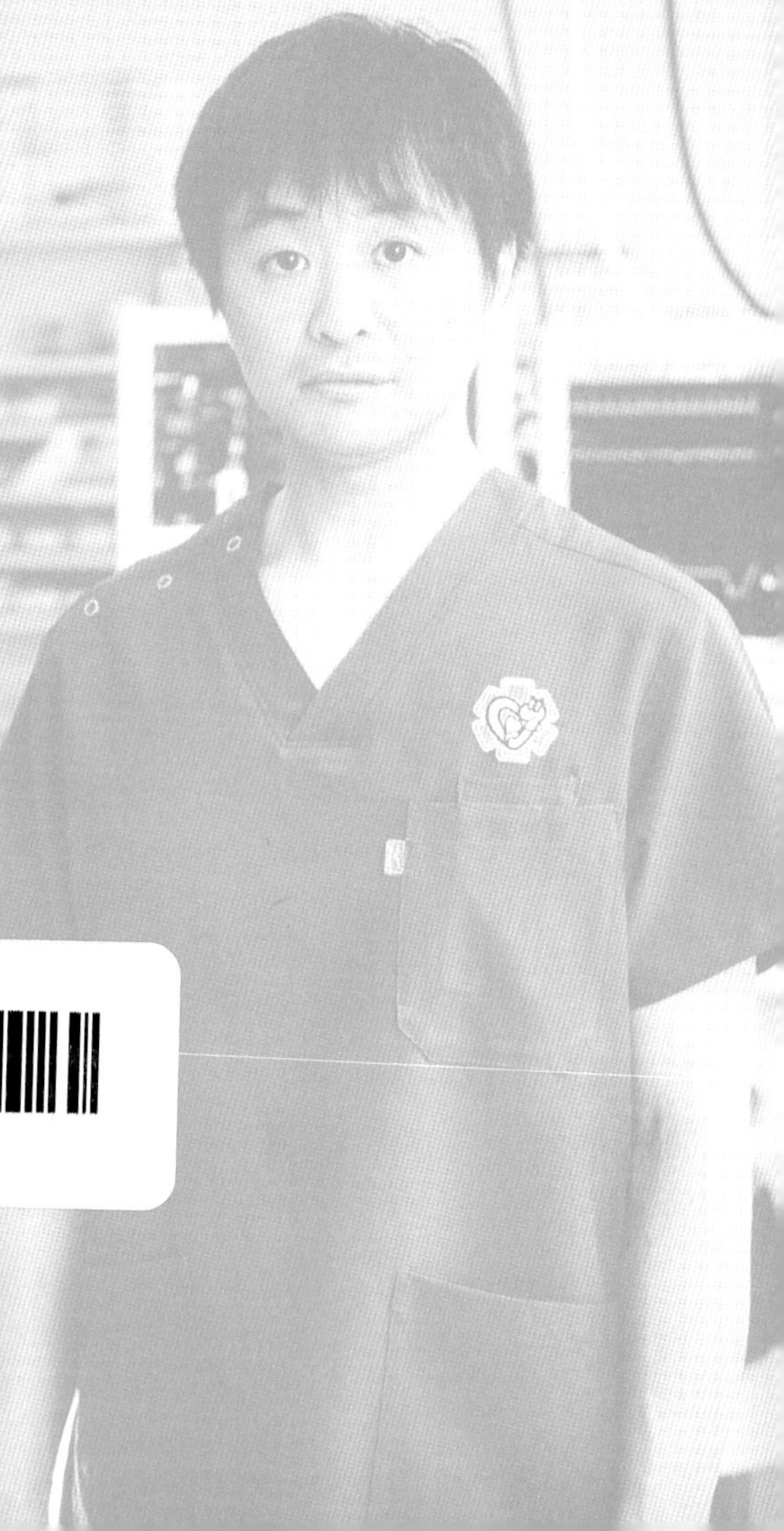

現代書林

まえがき

２０１３年3月、鹿児島南部の小さな過疎の町に一軒のクリニックが誕生した。医師の開業など取り立てて珍しい話ではない。厚生労働省の医療施設動態調査（２０１７年）によると、いま日本には10万を超える一般診療所（歯科を除く）がある。

だが、ここは並の診療所ではない。地域のかかりつけ医として外来診療を行いながら、なんと24時間３６５日、急患を受け入れる救急専門クリニックなのである。

そのポリシーは「絶対に患者を断らない」ということだ。そんなクリニックは全国を見回しても他にはない。日本初の試みである。

この10万分の1の画期的なクリニックを立ち上げたのは、「松岡良典《まつおかよしのり》」という当時33歳の若き救急医だった。

いま、日本の救急医療が瀕死の状態にあることは多くの人の知るところだ。

深夜に家族が突然の病に倒れ、救急車を呼んだものの、病院に受け入れを拒否されて搬送先がなかなか見つからない。そんな経験をした人も少なくないだろう。

救急医療の現場では、もうずいぶん前から「たらい回し」や、医療過疎の地域であれば「受け入れ困難」という事態が問題視されてきた。ところが、その不幸な状況はいまも一向に改善されていない。

なぜ、救急患者の受け入れが拒否されてしまうのか?

さまざまなケースがあるが、たらい回しも受け入れ困難もいちばんの大きな理由は次のようなものだ。

都市部の大きな病院の救急外来の多くは毎夜、まるで野戦病院のような想像を絶する忙しさだ。しかも、救急搬送される人の中には、一刻を争う患者がいる一方で、「救急」での対応が必要ない人もかなりの割合で含まれている。

そうした軽症から重症までをすべて一から診断して治療するには、救急医の数があまりにも足りないのだ。

一方、地方などの中小病院の場合、救急外来があったとしても、夜間に救急医がいるとは限らない。一般の内科やその他の診療科の医師が救急当直にあたっているという場合が圧倒的に多い。

そこに、たとえば脳梗塞などの患者が運ばれてきたらどうなるか? 当然、お手上げ状態だ。

しかも、対応のミスや不測の事態があれば訴えられる可能性もある。そうしたリスクは避けたいと考えるだろう。

そのため、「専門外だから診られない」という理由で救急の受け入れを断る。こうして患者は路頭に迷うことになってしまうのだ。

本来、「救急医（救急科専門医）」というのはあらゆる病気や怪我に対して、それもすべての緊急度・重症度の患者の初期治療に対応できるオールラウンドな医師を指す。当然のことながら、広範囲にわたる高いレベルの知識やスキルが求められる。

そうした救急医が近くにいれば、たらい回しも受け入れ困難も激減するであろうことは容易に想像できる。しかし、いまの日本のように、専門が極度に細分化された医療システムや教育の中では、その育成はきわめて難しく、なり手が少ないために労働環境も過酷なものとなる。

松岡は医学生時代に救急医学を志し、卒業後は救急医として大学病院の救命救急センターなどに勤務した。めきめきと頭角を現し、若くして大学病院の指導的な立場になった。だが、あるとき、ふと疑問を感じる。

「目の前で命の危機に瀕している患者を助けるために身につけた技術を現場で生かさなくていいのか？」という強い思いに駆られたのだった。

そして、鹿児島県南九州市の過疎地・川辺町で「松岡救急クリニック」（4床の有床診療所）を開業するに至る。

救急医が救急医療を専門とする個人病院を開業するという発想は、それまでほとんどなかった。松岡救急クリニックでは、新生児から高齢者まで、軽症から最重症の患者まですべてを受け入れる。比較的軽症の患者はもちろん、肺炎や軽い脳梗塞などの中等症でも院内で治療が完結し、レベルの高い手術も可能だ。

それでも手に負えない重症や最重症患者の場合は、まず同院で的確な診断と緊急処置を行った上で、該当する専門医のいる病院へ紹介・搬送する。これにより、「専門外だから」という受け入れ拒否はなくなり、地域の救命率が劇的に向上した。

当初は、個人病院で救急医療を行うことを無謀な挑戦と見る向きも少なくなかった。たしかに、24時間365日の救急受け入れを行うには、松岡自身、相当な覚悟が必要だった。肉体的にも精神的にも大きな負担がかかることは予想された。

だが、彼には「一生をかけて救急医療で地域貢献をしたい」との思いがある。そうした信念にしたがってチャレンジすることを決めたという。

取材で初めて本人に会って少なからず驚いたのは、当方の先入観とのギャップだった。こうした前例のない試みに果敢に挑んでいるのだから、さぞや強烈なバイタリティにあふれ、野心的で押し出しの強い人物なのだろう。勝手にそう思い描いていた。だが、初対面でそんな想像はあっさりと打ち砕かれた。

その語り口は柔らかく、佇まいはきわめて涼しげだった。もちろん根底に熱いモチベーションを抱えているのは間違いない。そうでなければ「断らない救急」という過酷な医療を目指すはずがない。

しかし、そうした思いは内に秘め、淡々と自分の思い定めた道を歩いている。私は彼に対してそんな印象を受け、「情熱」と「冷静」がごく自然に同居しているようなその存在に興味を覚えた。

なぜ、このような救急専門クリニックの実現が可能だったのだろうか？

日本の救急現場の問題を縦糸に、松岡のこれまでの生き様を横糸にして、このことを本書で明らかにしてみたいと考えた。そして見えてきたのは、その先駆的な試みの先にある救急医療の未来の一つの理想形だった——。

目次

第2章 松岡良典という医師の誕生

第3章 残されたのは「開業」という選択

第4章 医療過疎地にもっと救急クリニックを

第5章

未来の救急医療を救うために

序　章

医療過疎地にある新しい救急クリニック

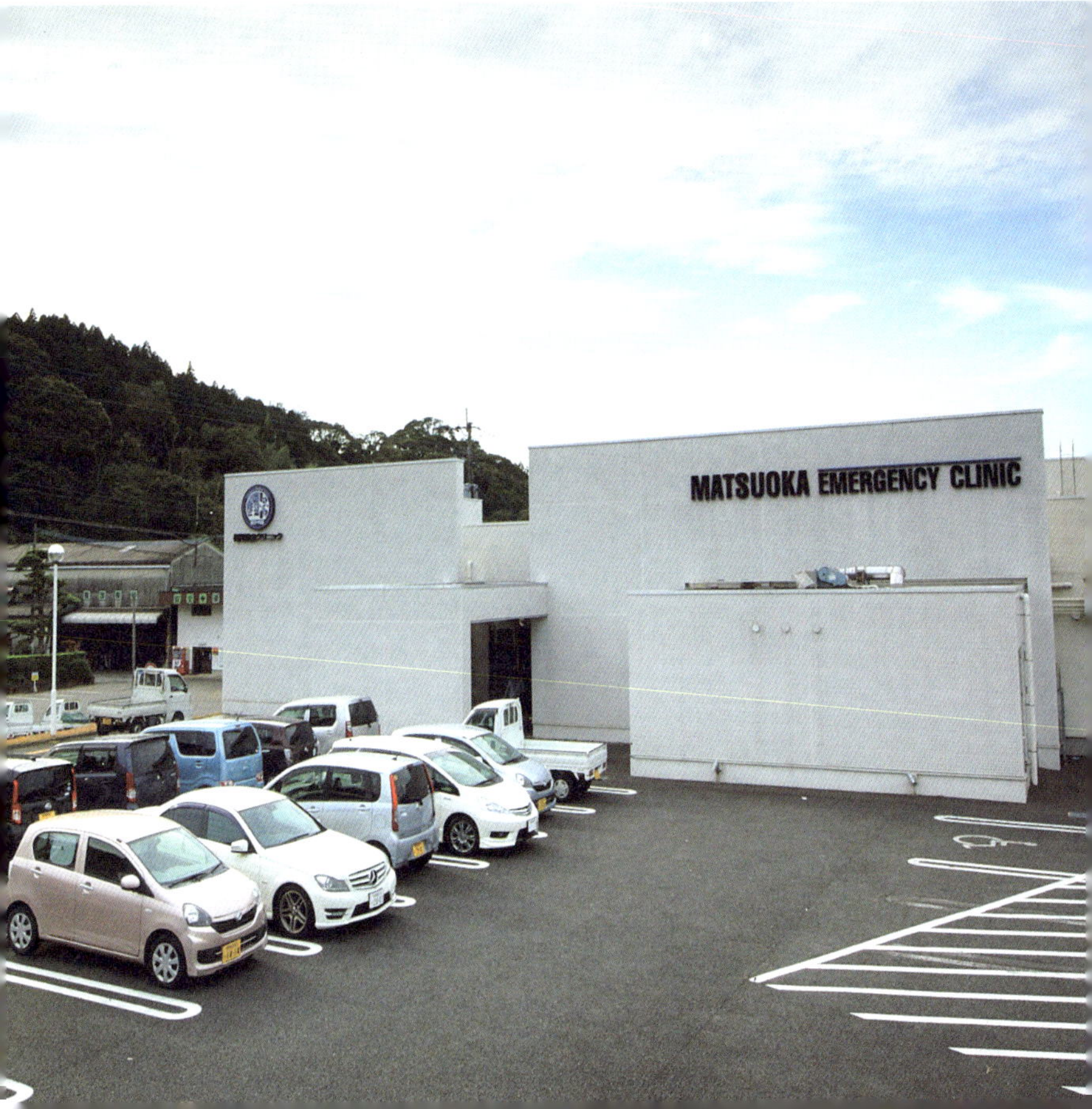

「松岡救急クリニック」の1日

松岡救急クリニックが日々どのような診療を行っているかを知ってもらうために、松岡のある1日を切り取ってみた（14〜15ページ）。

まずは、この分刻みのタイムスケジュールを虚心に眺めてみてほしい。開業医が24時間365日の救急医療にチャレンジするというのがどういうことか。その凄まじさがストレートに伝わってくるはずだ（なお、ここで紹介した患者はこの日のごく一部の例である）。

松岡救急クリニックの朝9時から夕方18時までの一般外来患者の数は、毎日、250名を超える。そして、夜間の救急外来は20〜30名。夜はとくに急病や重症が増えてくる。それだけではなく、昼間の外来診療の間にも救急患者が飛び込んでくる。

松岡救急クリニックでは、こうした日常が途切れることなく続いていくのである。

もちろん、この過酷な毎日の診療を松岡一人でこなせるはずがない。彼はスーパーマンではないのだ。

同クリニックには松岡以外に3人の医師が勤務しており、4人で救急医療に対応している。

それでも、各ドクターは週に2日は24時間の当直勤務となる。なお、午前・午後の診療は2人体制で、時間外は1人体制である。

「彼はスーパーマンではない」と書いたが、松岡の日常を知ると、そのバイタリティの凄まじさに圧倒されてしまう。

鹿児島の救急クリニックでの仕事だけでも驚異的なのだが、彼は金曜日になると山口県美祢《みね》市の分院でも仕事をしている。朝6時に起きて福岡から山口へ移動。午前中の外来診療に加えて、午後には手術もこなす。リウマチなど特殊疾患や低侵襲手術、神経ブロックなど、松岡にしかできない専門性の高い診療も多い。

さらに、週末には埼玉県加須《かぞ》市の分院で勤務することもある。その場合は、金曜の午後に山口宇部空港から羽田へ飛び、埼玉へ移動する。そして、土日に加須の分院で日勤と当直をする。ここにもリウマチなどの疾患や松岡の診察を希望する患者が待っている。

土日には学会に行くことも多い。週末に学会がある場合は、金曜の診療終了後に全国のどこかで開催されている学会へ向かう。後述するが、彼は8つの専門医資格を持っているので、自然と学会への出席は頻回になるのだ。

文字通り、仕事漬けの毎日である。一体、松岡はいつ休んでいるのだろう？ そして、その「熱量」はどこから来るのだろうか？

松岡医師の1日

5:00	起床。
6:00	福岡（自宅）から新幹線でクリニックのある鹿児島へ向かう。
8:00	鹿児島中央駅着。
8:45	松岡救急クリニック到着。
9:00	外来診療開始。
9:05	外来患者（46歳、女性、整形外科）：首が痛くて手がしびれる→MRI検査にて頚椎椎間板ヘルニアの診断。内服とリハビリ通院へ。
9:25	外来患者（70歳、男性、整形外科）：腰が痛くて、しびれて歩けない→MRI検査にて腰部脊柱管狭窄症の診断。神経ブロックと点滴、内服薬処方。
9:40	外来患者（23歳、女性、循環器科）：息苦しい、動悸がある→心拍数170回、不整脈（発作性上室性頻拍）の診断。心拍モニターをつけて抗不整脈薬で点滴治療。内服薬を処方して帰宅させる。
9:55	外来患者（42歳、男性、内科）：喉が乾く、味覚がおかしい、食欲がない→血糖値が600台。2型糖尿病および高血糖高浸透圧症候群と診断。インスリン点滴で血糖値を下げて内服薬処方、外来通院へ。
10:05	外来患者（74歳、女性、脳外科）：めまい、頭痛、血圧が高い→MRIにてくも膜下出血の診断。緊急手術の適応で市内病院へ紹介。
10:30	外来患者（50歳、男性、内科）：高血圧・脂質異常症・糖尿病の再診→採血・尿検査をして診察。聴診・問診をしてパンフレットで患者教育を行う。
10:40	外来患者（3歳、男子、小児科・整形外科）：滑り台から落ちて肘を痛がる→X線検査で骨折あり、固定して外来通院へ。
11:00	救急隊本部より指令あり。地域内に心肺停止症例が出た可能性があり、医師待機要請がかかる。
11:05	外来患者（10歳、女子、小児科）：鼻水、咳→インフルエンザ検査は陰性。風邪で内服薬処方。
11:15	現場に到着した救急隊より救急コール、指示要請がある。70歳代の男性、心肺停止状態。電話で指示をし、受け入れの準備を進める。
11:15	重症患者受け入れに備えて看護師が調整を始める。
11:20	外来患者（80歳、男性、外科）：朝から続く腹痛と嘔気→CTにて麻痺性イレウスの診断。絶食、食事指導、点滴のため通院へ。

車中で『今日の治療指針』（各領域の最新治療を専門家が執筆した治療年鑑）の最新版を読んで知識を深める。

駅からクリニックまで自ら運転。

管内で心肺停止疑いが出ると救急司令室から医師の待機要請の連絡が入る。

指示要請があると、心肺停止患者への処置に関して医師が電話で指示を行う。指示要請は一般に地域の救命救急センターが担っているが、この地域では松岡救急クリニックがその役割を果たしている。

重症が来た場合、看護師は配置を変えて医師の診察に支障がないよう調整する。医師は外来、救急、手術と忙しいので、看護師がうまく準備を進める。受付事務も体調の悪そうな患者に声をかけて処置室に先に促したり看護師に知らせるなど、クリニック全体でトリアージするシステムをとっている。

11:30	心肺停止患者到着。気管挿管や心臓マッサージを行うが、反応なし。
12:15	家族を呼んで死亡確認。死因は心筋梗塞。
12:35	外来患者（65歳、男性、外科）：定期検査で胆嚢に異常が発見され、精査のため再診→造影CT、MR胆管膵管撮影など高度な検査により胆嚢がんと診断し、大学病院へ紹介。
13:00	外来患者（55歳、女性、リウマチ科）：関節リウマチで通院中。月1回の専門的な点滴治療を行う。
13:05	外来患者（20歳、男性、外科）：仕事中に鉄パイプに頭をぶつけて受傷→頭部に3センチの挫創があり、縫合して外来通院へ。
13:15	外来患者（70歳、男性、呼吸器科）：労作時に息切れ、呼吸苦。喫煙あり→CT、呼吸機能検査で肺気腫と診断。内服薬処方、呼吸筋リハビリ、禁煙外来を開始。
13:30	午前の外来診療終了。
13:30	骨折患者の予定手術。
14:30	午後の外来診療開始。
16:00	救急要請あり。剪定中に3メートルの高さから落下し、検査にて緊張性気胸、多発肋骨骨折、肺挫傷、腰椎圧迫骨折と重症患者。胸腔ドレーン（管を胸に入れて肺にたまっていた空気などを排出する治療）を行って緊張性気胸を改善させ、市内病院に転院搬送。
18:00	午後の外来診療終了。
18:00	夜間救急診療開始。
19:00	当直の患者待ちの間に、書類（患者から依頼された診断書、紹介状、学会・講演・書籍の依頼原稿など）を作成。
20:00	救急患者（17歳、男性）：スケートをしていて転んで受傷。手首に骨折があり、骨を戻して固定し、明日手術検査、明後日手術とした。
0:00	救急患者（1歳、女子）：風邪で治療をしていたが、深夜にけいれんを起こして救急要請。熱性けいれんの診断で点滴、坐薬投与で帰宅。
1:00	仮眠～朝まで救急要請に対応。

この日の午前中の外来患者は145名（内科30名、外科10名、整形外科50名、脳外科15名、呼吸器内科10名、循環器内科15名、小児科10名、リウマチ5名）。前夜から具合が悪く朝まで我慢していた患者や、深夜に受診して処置が日中まで続いている患者もいる。午前中の外来診療は12:30までだが、いつも13:30頃までかかってしまう。

病床が1泊2日で1日しか入院できないので、麻酔法を工夫したり、傷が小さくて済み、短時間で終わる負担の少ない手術法を選択する。

午前の残っていた患者の診察から始める。

この日の午後の外来患者は105名（内科20名、外科5名、整形外科50名、脳外科10名、呼吸器内科5名、循環器内科5名、小児科10名）。午後は軽症患者が多い。17時頃からは仕事帰りで具合の悪い患者や学校で怪我をした学生などが増えてくる。18時に終わることはほとんどなく、19:30頃までかかることが多い。

この日、18時から朝までの夜間診療の患者数は20～30名。

※夜間は急病と重症が増えてくる。小児や高齢者の急病も多い。けいれん、風邪で熱が下がらない、鼻血が止まらない、魚の骨が刺さった、目に異物が入った、息苦しい、胸が痛い、意識がない、お腹が痛い、手足を切った、転んで歩けないなど、多種多様な症状の患者が受診する。日中も薩摩半島全体から患者が受診するが、夜はさらに診療圏が広がり、1時間以上かけて受診する患者もいる。23時頃までは患者は途切れず、朝まで外来が続く場合もある。

絶対に患者を断らない救急クリニック

すでに述べたが、24時間365日、救急患者を受け入れるクリニックは全国を見回しても他には皆無である。

開業にあたって、当初から松岡が掲げたポリシーは、「絶対に患者を断らない」ということだった。

これは「救急医療で地域貢献を果たす」という彼の決意のあらわれだが、別の側面から見ると、この国の救急医療の現状に対する強烈なアンチテーゼでもある。

主に都市部では、以前から救急患者の「たらい回し」が問題視されてきた。たらい回しとは、救急患者を搬送する救急車が行く先々の病院で受け入れを拒否され、結果的に無為な時間を要してしまうことを言う。

では、なぜたらい回しが起こるのだろう？

原因はさまざまだ。一部には医療機関が自分たちの都合で拒否するケースもある。医師の側に、「手間のかかる患者」「難しい病気の患者」などは避けたいという心理が働く。そして、「うちが断ってもどこかの病院が引き受けてくれるだろう」という他人まかせの発想から断ってしまう。

しかし、多くの場合は救急病院側にもやむを得ない事情がある。「別の重症救急患者を治療しているので、仮に受け入れても治療ができない」「ベッドが満床で受け入れられない」「専門医が不在だから」などである。さらに、軽症にもかかわらず、タクシー代わりに救急車を呼んで救急外来を受診する迷惑な患者の存在も、救急病院を忙しくしている原因の一つだ。

とくに多いのは、「専門外だから」という理由で受け入れを断るケースである。当直中の医師が専門外の患者を診ることにはどうしても尻込みするだろう。現在の日本の医療は専門がきわめて細分化されている。知らない領域はとても手に負えない。重大な見逃しや医療過誤が起きる可能性がある。

そして、現在の救急医療をめぐる最大の問題は「医師の偏在化」である。

近年、日本では医師の総数は増えているものの、地域・診療科によっては医師数が圧倒的に足りていない。

まず、医師の「地域偏在」の問題について考えてみよう。

地方では医師・看護師は県庁所在地のある中心部に集中しており、その他の地域は慢性的な人材不足となっている。

そのため、病院が安定した救急医療を提供することができない。その結果、とくに医療過疎地では「たらい回し」というよりも、「受け入れ困難」という事態が起こる。

松岡救急クリニックは鹿児島県南九州市川辺町の国道225号線沿いにある。周囲には田畑が広がり、人家はまばらだ。

そこは薩摩半島の中央に位置する過疎地だ。当然、医療過疎地でもある（次ページ図1）。医師の偏在化はもちろん鹿児島県も例外ではない。医師は県庁所在地の鹿児島市に集中している。鹿児島市の医師数は1298人で、県全体の58％を占めている。

一方、その他の地域はいずれも医師数が全国平均を下回る。

とくに、松岡救急クリニックのある薩摩半島南側の南薩エリア（枕崎市、南九州市、南さつま市、指宿市）の医師数は161人で、全体の7％に過ぎない。南薩保健医療圏の人口10万人に対する医師数は216・5人であり、全国平均の251・7人を大きく下回っている（次ページ図2）。

さらに、救急医療においては医師の「診療科偏在」も大きな問題だ。

厚生労働省のデータでは、最近の20年で最も医師数が増えたのは麻酔科で1・84倍、放射線科・精神科が1・6倍となっている。内科・小児科も増えている。

一方、救急科の専門医数は4791人（2018年1月30日現在）である。これに対して、

図1　鹿児島県二次保健医療圏と松岡救急クリニック

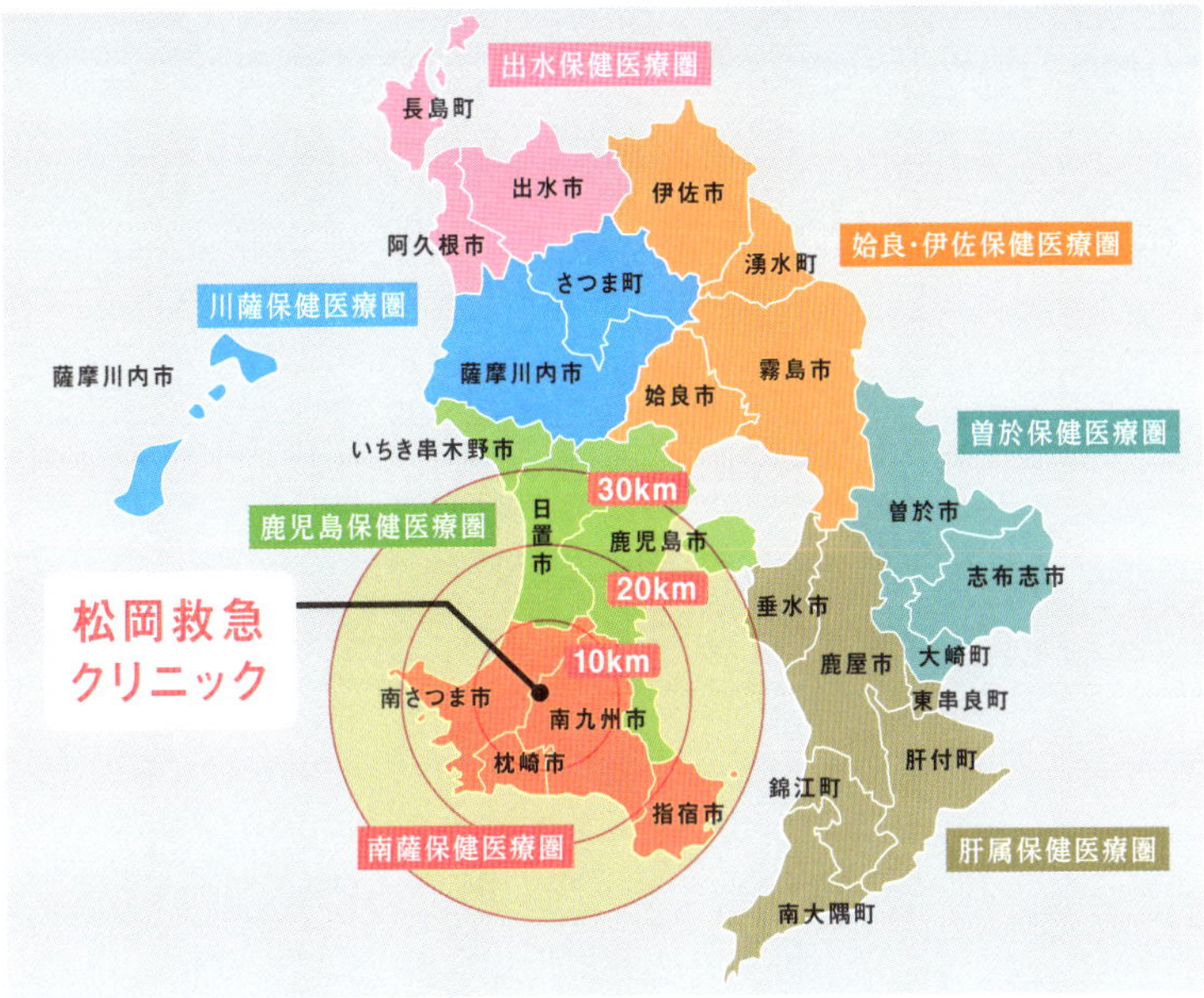

図2　鹿児島県の人口10万人当たりの医師数（平成28年）

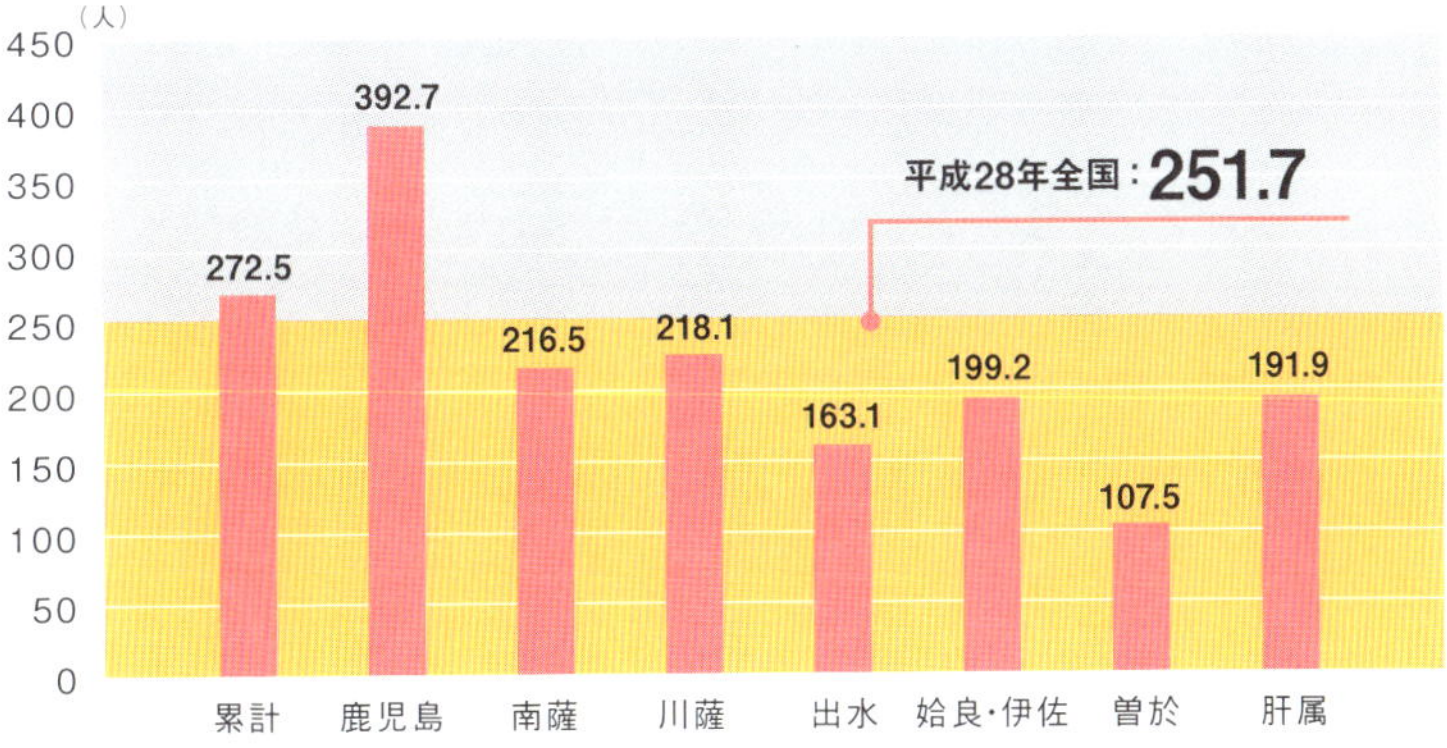

「鹿児島県県勢概要（平成31年4月）」より

やはり不足しているとされる外科専門医は2万３１０２人、産婦人科専門医は1万２９４４人だ。違いは歴然である。

しかも、日本救急医学会の調査では、救急科専門医（救急医）のうちの60％は資格を持っているものの、現場での救急業務には携わっていないことがわかっている。実働は１９１６人しかいない。〝記念〟に資格を取得する医師が多いのだ。

そして、鹿児島県は全国10位の県土面積があるにもかかわらず、救急医はわずか61人しか存在せず（２０１９年1月28日現在）、その多くは鹿児島市内で働いている。

そして松岡は、南薩（薩摩半島）で唯一の救急専門医である。

南九州市は人口が約3・5万人で、高齢化率が約30％と高い。つまり、広大な過疎地域に救急を必要とする高齢の患者がたくさん住んでいるが、救急医療を担う医師はきわめて少ないのだ。しかも、南九州市から救急患者を鹿児島市内に搬送すると1時間近くかかる。

こうした、いわば救急医療のエアポケットのような地域に、24時間３６５日患者を受け入れてくれる救急クリニックが誕生したことが、住民にとってどれだけ大きな出来事だったか、考えるまでもなくわかるだろう。

松岡は言う。

「救急医療の原点は、医療の足りないところ、救急で困っている場所で医療を展開することだと考えています。救急クリニックがこうした医療過疎地に一つでもあれば、かなり広い範囲をカバーできます」

1次から3次まですべての救急患者を診る

日本の救急医療システムは、患者を重症度に応じて1次〜3次救急の3段階に分けている。

1次救急は、軽い怪我や風邪など比較的軽症であり、徒歩で帰宅可能な患者だ。

2次救急は、入院治療を必要とする中等症の患者である。診療科としては内科、外科、脳外科などが中心。具体的な病気としては、すぐには生命の危険はない脳梗塞、肺炎、尿管結石などだ。

3次救急は2次救急では対応できない、ICU（集中治療室）での治療を必要とする重篤な患者だ。救命救急センターを備えた大学病院クラスの医療施設がこれに当たる。生命の危険のある急性心筋梗塞、脳卒中、心肺停止、多発外傷、重症頭部外傷、全身熱傷などが対象となる。

この1次〜3次救急システムの問題点は、医療を提供する側が軽症〜重症までの自分たちの診療範囲を決めていることだ。患者の立場からすると、自分が軽症、中等症、重症のどれに該当するのかはわからない。ここに患者と医療機関のギャップがある。しかも、実際にはきちん

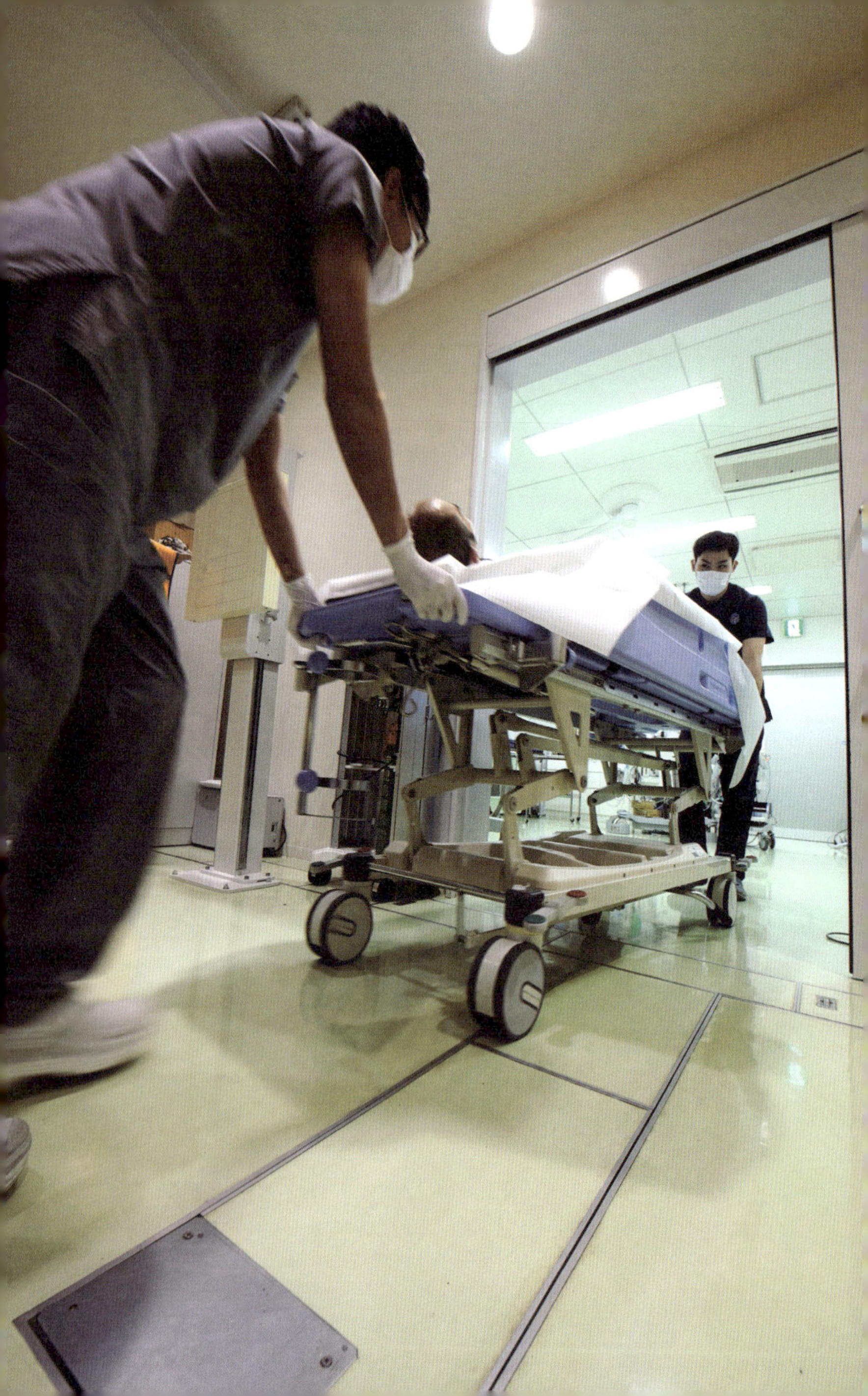

と検査や診察をしてみないと、1次～3次の明確な線引きをすることはできない場合も少なくないのだ。

松岡救急クリニックでは1次～3次の患者をすべてカバーしている。もちろん、最重症の患者も受け入れている。これが患者の安心感につながっている。

実は全国平均で見ると、救急搬送される患者の8割は1次救急に当たる比較的軽症のケースだ。2次救急が約2割、3次救急になるとわずか1％である（松岡救急クリニックの場合は、1次救急4割、2次救急4割、3次救急2割となっている）。

だが、松岡は決然と語る。

「救急患者は軽症が多いものの、中等症も重症も少なからずいます。軽症患者だけを診て、重症は受け入れないというのは救急医のポリシーに反します。1次から3次まですべて受け入れてこその救急医です」

重症患者は救命処置と診断を行って連携病院へ

松岡救急クリニックは軽症から重症まで、そして新生児から超高齢者まですべての患者を受け入れている。

そのため、CTやMRI、超音波エコーなど、救急病院に必要な検査機器をひと通り備えている。整形外科（とくに外傷）を中心にレベルの高い手術も松岡自身が執刀し、院内で行うことができる。ちなみに、同クリニックには、手術に際して必要な麻酔医はいない。松岡自身が麻酔専門医の資格を持っているのだ。

しかし、ここで一つの疑問が生じてくる。

実は、南薩エリア内に3次救急までを完結できる病院は存在しない。

では、本来であれば救命救急センターに搬送されるような重症・最重症の救急患者に、クリニックではどう対応しているのだろうか？

これを可能にしているのが「バイパス搬送」という戦略である。

統計によると、重症救急患者は大きく、敗血症や消化管出血などの重症内科疾患、多発外傷、心疾患、脳疾患などに分けられる。

松岡救急クリニックでは、これらの重症・最重症患者もいったん受け入れ、詳細な検査を行って正しい診断を下す。診断がついたら、疾患ごとに受け入れを約束している鹿児島市内の連携病院があるので、そちらへ即座に連絡を入れる。そして、的確な救命処置を行ったのちに、速やかに転院搬送を行う。

「いつも、一緒に仕事をしている慣れたスタッフが数名いれば、クリニックでも安定した救命処置を行うことができる」というのが松岡の持論だ。

さらに、「重要なのは、当院で明確な診断を下すこと。そうすれば、後方病院は自分たちのやるべき仕事がはっきりしているので、受け入れは円滑に進みます」と言う。

もちろん、正しい診断をつけた上で専門医に紹介するので、「専門外だから」という受け入れ拒否はなくなる。

こうして、患者を乗せた救急車がクリニックを出発すると、検査などのデータを連携先にFAXしておく。後方病院はスタッフを呼び出し、手術の準備に入る。

3次救急を完結できる鹿児島市の後方病院までは、同クリニックから峠を越えて1時間ほどかかる。だが、鹿児島市内で重症救急患者が発生しても、医師の呼び出しや手術の準備には1時間ほどかかる。だから、南九州市で救急患者が発生しても、治療開始までの時間はほぼ同じなのである。

このバイパス搬送という方法により、地域の救命率は劇的に向上した。

「高度医療機器を備え、24時間365日、質の高い医療を実践できれば、たとえ個人医院の規模であっても、その地域の救急の最後の砦になり得ます」と松岡は断言する。

患者にとっての医療は常に「救急」

私たちごく一般の人間が医療に求めるものを端的に言えば、おそらく「いつでも、どんな病気や怪我でも診てくれる病院」ということになると思う。

つまり、「救急医＋かかりつけ医」という存在である。

松岡は、「両者は一体だ」と言う。どんな患者でも医療に求めるのは「現在のつらい症状をすぐに改善してほしい」ということだ。患者にとっての医療ニーズは常に「救急」なのだ、と。

こうした考え方のもと、松岡救急クリニックは24時間３６５日の救急専門医療を行うとともに、平日昼間は外来で慢性疾患にも対応している。

開業当初から救急科（内科・外科・小児科）、脳神経外科、循環器内科、リハビリテーション科を標榜。さらに、慢性疾患の専門外来も少しずつ増やしてきた。

つまり、どんな患者でも診る。救急を専門としながら、急性期医療と慢性期医療の両方の役割を担っているのだ。

医師は患者の症状を診て、これは救急、これは慢性疾患だと明確に区別する。だが、患者はそうではない。

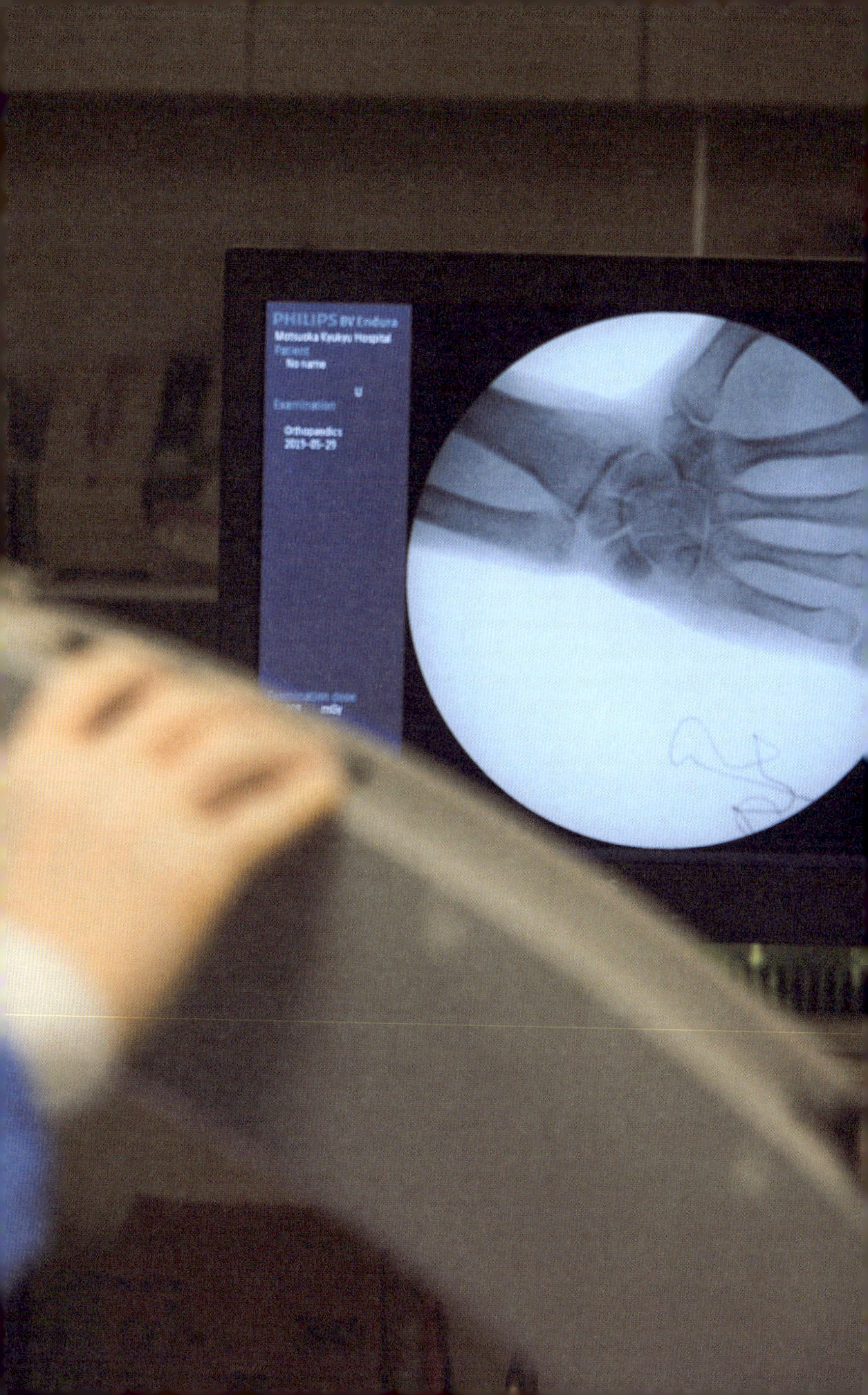
PHILIPS
Orthopaedics

たとえば、1か月前から膝が痛くて困っている。昨日から血圧が高くて心配だ。尿が泡立つので糖尿病ではないかと疑う。検診で肺に影があると言われた。こういった不安を抱えた患者にとって、症状や検査値の異常などはすべて緊急に相談したい問題なのだ。

松岡の考えはこうだ。

「患者にとって、具合が悪くなって医療が必要な場合というのは常に〝救急〟です。医者は時間外を救急として日中の仕事とは分けているところがありますが、それは医者の勝手な都合で、実際には患者の悩みを真摯に聞いて不安を取り除くという点では何ら変わりません。患者に起こるすべての症状や病気は救急クリニックの適応なのです」

実際、松岡救急クリニックの診療スタイルが認知された南九州市では、「救急クリニック＝何でも相談できる頼りになるクリニック」という位置づけになっているという。

松岡はさらに言う。

「救急を専門としながら一般外来診療も行うと言っていますが、実際に私がやっていることは24時間あらゆる患者の要請に応えているに過ぎません。日本には自分の専門以外は診ないという医師があふれていますが、患者にとってそういうスタンスは納得できるものではないと思います。

自分の症状が受診した医師の専門分野であれば問題はないかもしれませんが、複数の疾患が同時に発症している場合などは途端にたらい回しが起こります。多くの患者が求めているのは、いつでも何でも診てくれる医師です。まずはどんな症状でも受診できる窓口となるクリニックがあることが重要ではないでしょうか。私は、救急クリニックに勤める救急医こそが、これからの日本に求められる〝総合医〟だと確信しています」

松岡救急クリニックの診療圏は、薩摩半島全域に及ぶ半径40～50キロの広大な地域だ。人口は約14・5万人。これは東京都の多摩市とほぼ同じ人口である。

来院患者数は1日200～320人、月に6000人以上が来院する。

2018年度の実績では、年間の外来患者数は約7万人、時間外来院患者数1万512人、救急車受け入れは690件だった。ちなみに、鹿児島県の病院で最も時間外患者数が多かったのは鹿児島市立病院で1万1182人だった。ここは救命救急センターのある大病院だが、松岡救急クリニックはこの病院に迫る多くの時間外患者を受け入れたのだ。

実は、松岡が目指すのは「近所のコンビニエンスストアのような使い勝手の良い救急クリニック」なのだという。

いつでも開いていて、誰もが必要なワンストップサービスを受けられる。しかも、その品揃えや機能は専門店にも負けない。そんなクリニックが近くにあったら、どんなに心強いだろう。

――それにしても……とつくづく思う。

個人クリニックが24時間365日の救急医療を行い、しかも急性期医療と慢性期医療の両方を担う。そんなことは、これまでの医療の常識では考えられなかったことだ。

松岡はなぜこうした挑戦をするに至ったのだろうか？　そのモチベーションの源には何があるのだろうか？

そのことを知るために、彼の幼少時からの足跡をたどってみたいと思う。

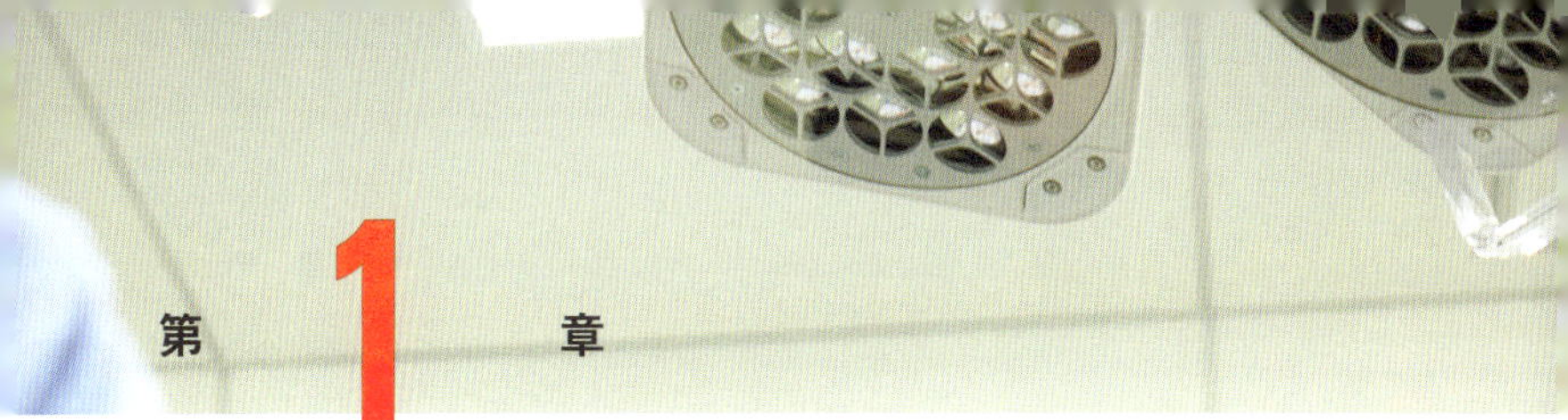

第1章

救急医として生きる決意とその葛藤

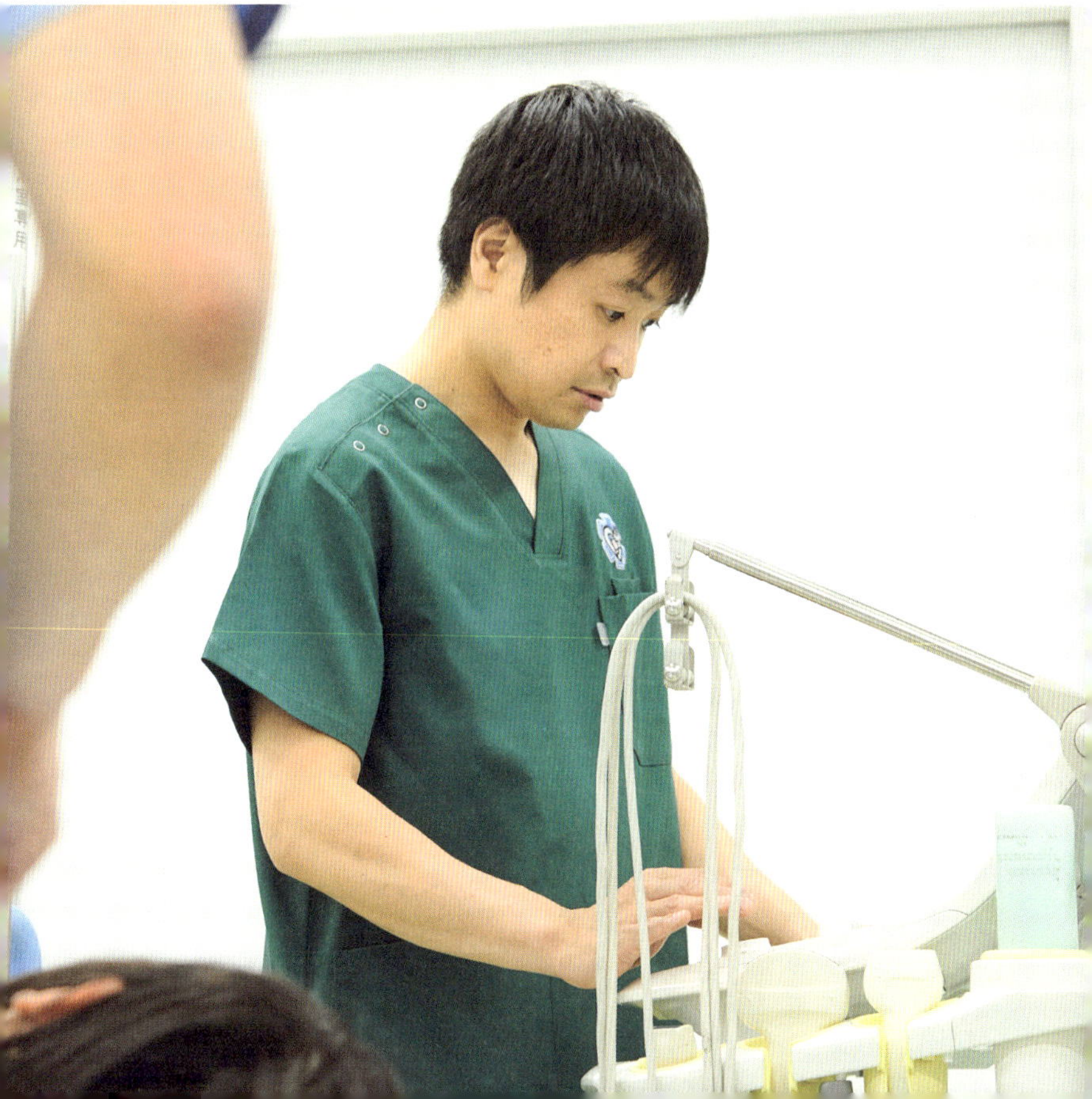

救急外来の常連だった幼少時代

松岡少年にとって、救急外来は馴染みの場所だった。

幼い頃は体が弱く、夜中に発作が出て、近くにあった大きな病院の夜間救急外来をよく受診していたのだ。

小学生の頃は学校も休みがちだった。痩せていて、体力がなかったので運動も満足にできないような子どもだった。

子どもの頃、病院は怖い場所だった。行くと必ず、飛び上がるほど痛い注射をされた。それが嫌だった。

ある夜、救急外来で横になっていると、すぐ近くで患者が亡くなるという経験をした。その当時はいまのように患者のプライバシーはあまり重視されなかった。松岡が寝ている横のストレッチャーに患者が寝かされていて、たくさんの人が患者を囲むように集まっていた。まわりにいた家族らしき人が泣いていた。

子ども心に病院という場所に漠然とした恐怖を感じる一方で、「大変な仕事だ。医者は凄いな」と思った記憶がある。

松岡は男3人兄弟の長男である。父親は薬剤師の免許を持っていたが、家は薬局をやっているわけではなく、業務用エプロンなどを売る普通の自営業だった。

子どもの頃、「医師」という進路はまったく頭の中になかった。

中学は私立だった。当時、地元の公立中学は荒れており、親は私立に入れないといけないと思ったらしい。それで、小学5年生から塾に通いはじめ、周囲の友だちと同じように何校かを受験した。4~5校受けたが、合格したのは1校だけでその中学に入学した。

成績は真ん中くらいだったが、ほとんど勉強をしなかったので徐々に下降していき、一時期は130人中100番まで落ちた。そのまま低空飛行が続いた。

高校へと進んでも、状況は変わらなかった。私立の進学校だったが、相変わらず成績はまったくふるわない。勉強は好きではなかった。かといって部活に熱中したわけでもない。

「まだ自分が何をしたいのかもわからず、適当に生きていました。趣味もない。かといって不良でもなく、角がなく丸い感じで、いいところは何もない。まったく目立たない子どもでした」

そう、松岡はどこにでもいそうな何の特徴もない少年だった。毎日を無為に、何となく過ごしていた。何かに向かって全力を出して努力した経験など皆無だった。

だが、高校は厳しい学校だった。教師には「勉強しないのならそれでもいい。だが、うちは

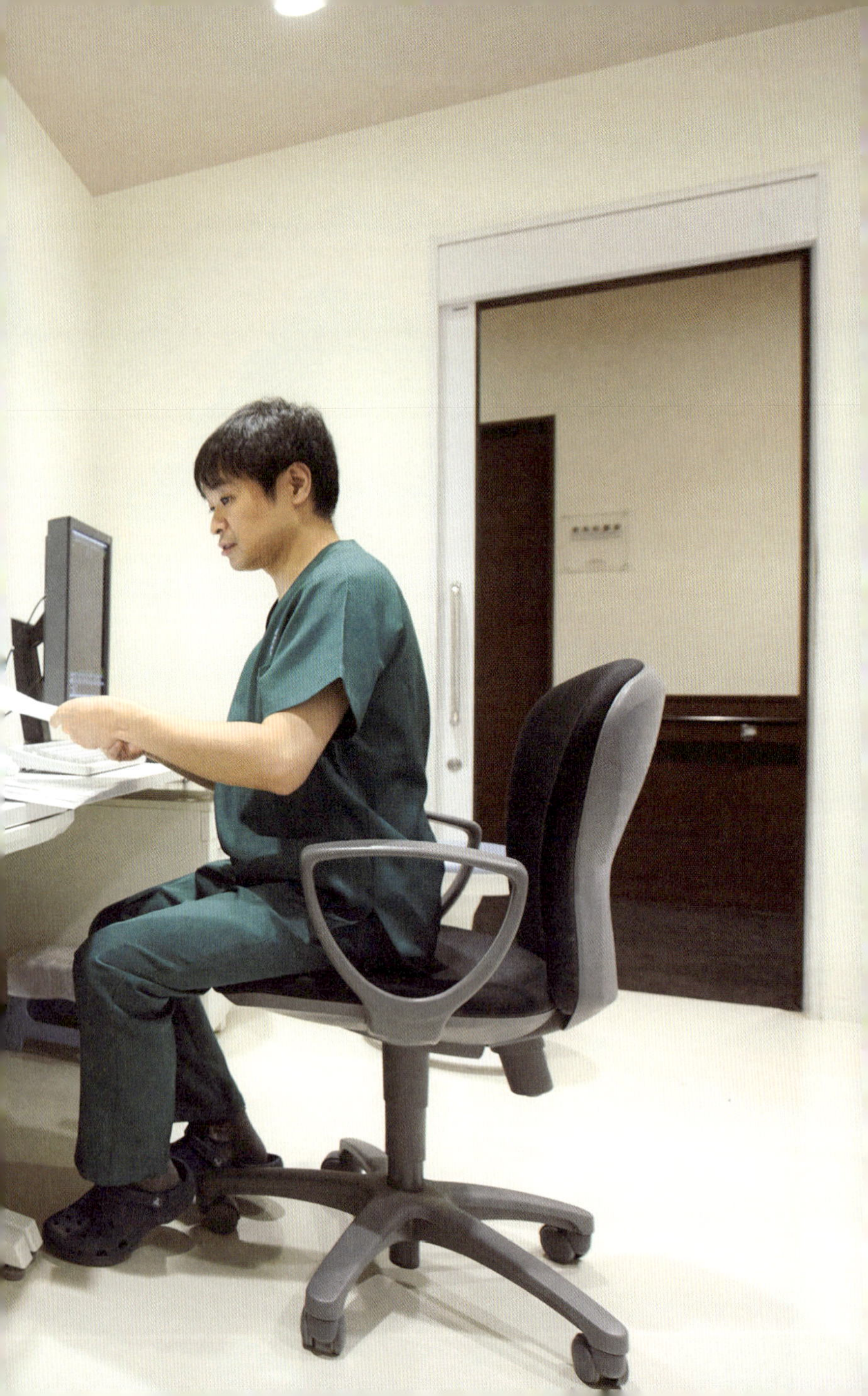

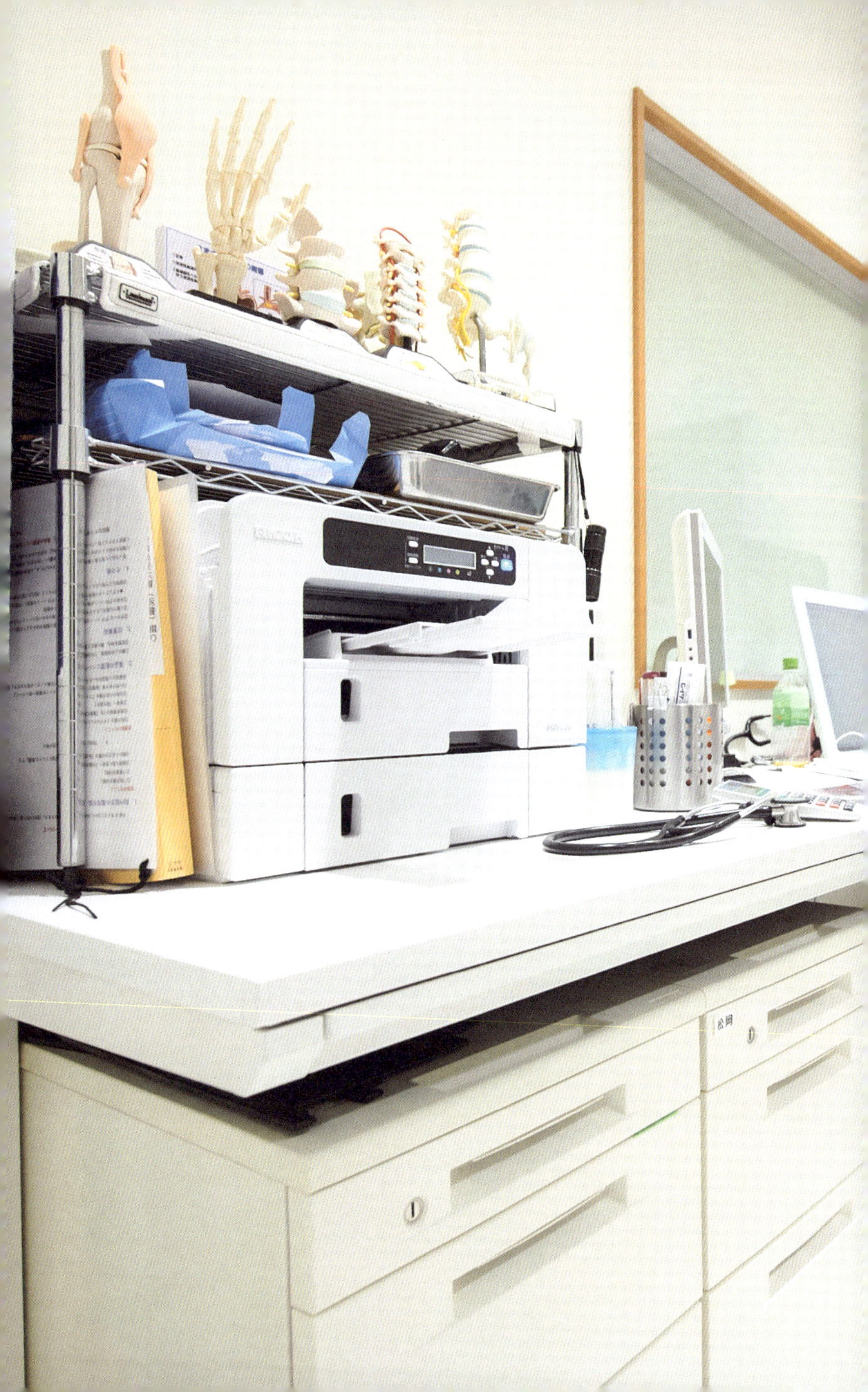
松岡

勉強するための学校だ。大学入試の実績が下がるのは学校として困るから、勉強しない人間はやめてくれ」とはっきり言われた。

それでも松岡は勉強をしなかった。だが、徐々に追い詰められていく。成績が下がってくると教師からも相手にされなくなった。自分が学校で必要とされていないことがだんだんわかってきた。

高校2年の夏休みが終わると、松岡もようやく重い腰を上げた。成績は多少上がった。しかし、驚くほどのレベルではない。勉強することの意義も感じていなかった。それでも、大学は医学部を志望した。

体が弱かったことも意識のどこかにあったのかもしれない。しかし実際は、ただ自分の成績に合う医学部があったから受験することにしただけだった。

「正直、医者になりたいという思いもほとんどありませんでした。どういう職業なのかもよくわかっていませんでしたし。でも、そんなふうに強い動機もなく、医学部に進む人は少なくありません。親が医者だからという理由で入る人がいちばん多いですし」

大学は国立の佐賀大学医学部を受験した。家からいちばん近い医学部だから。その程度の理由だった。「よし！　医学部を受けるぞ」などという気分の盛り上がりもまったくなかったが、何とか合格した。

高校では「あれをやれ、これをやれ」と命令されて、その通りに勉強するという受け身のシステムだった。大学に入ると、解き放たれて自由になった。

大学で一気に解放されてクラブＤＪに

医学部に入学したものの、松岡は将来の目標も定まらず流されるままに生きていた。初めて自ら興味を持ったのが、当時盛り上がっていたクラブのＤＪだった。

もともと音楽は好きだった。しかし、子どもの頃は親に言われるままにずっとクラシックを聴いていた。親に「こうしなさい」と言われれば素直に従う。そんな子どもだった。

松岡は振り返る。

「もう20年ほど前のことです。当時から、東京など都会の子は中高生でも自分で何かを選ぶということができたのかもしれませんが、福岡は田舎ですから、『中高生はこうあるべき』みたいな規範があって、何の疑問も持たずに親の言うことに従っていました。自分で物を買うことさえありませんでした」

それが大学生になって一気に弾けた。「自分のやりたいことをやっていいんだ」。初めてそう

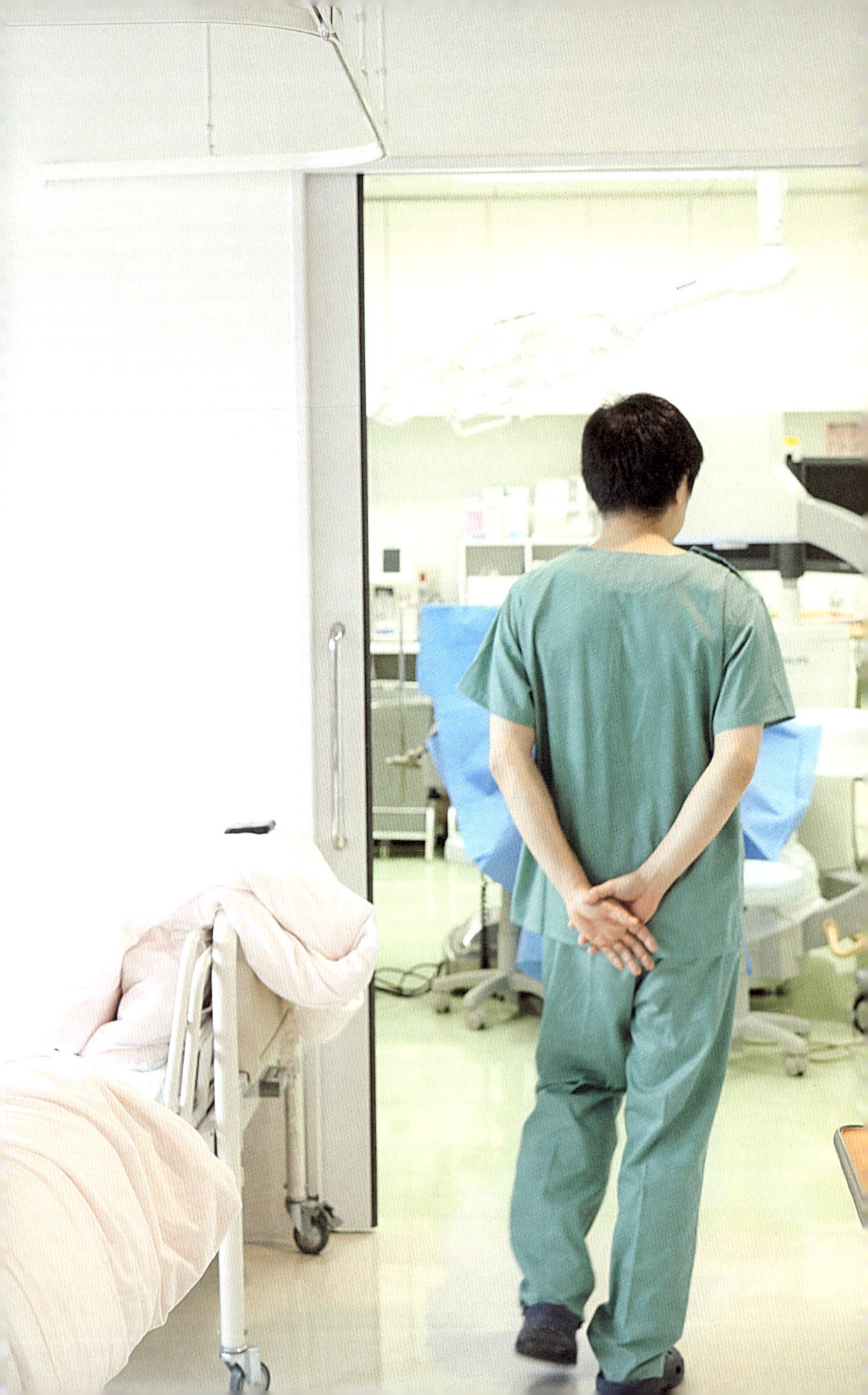

思った。

DJには憧れもあった。18歳とまだ若く、騒いでみたいという衝動があったのかもしれない。松岡はクラブに入り浸った。

最初は下積みだった。なかなかフロアには入れない。どうすればフロアに入れるのか考えた。そして、気づく。ある人と仲良くすればいいということに。クラブの実力者と仲良くなり、手伝いなどをするうちに、「ちょっとやってみるか？」と言われて前座で出演した。下積みを飛び越えていきなりフロアで回す（DJがレコードをプレイする）ことになったのだった。

「DJでフロアに上がれる人というのは、ほんのひと握りなのです。芸能界などと同じで、コネがものを言う世界です。友人はずっと下積みでした。私が先にフロアに出てしまったので、不思議に思っていたようです」

中学、高校の頃は、効率の良い成績の上げ方がわからず、片っ端から暗記していくような勉強をしていた。大学に進み、何でも自分で選んでよいということになると、松岡は何事も効率よく目的を達成するにはどうすればよいかを考えるようになったという。

「フロアで回せるようになったとはいえ、別に腕があるわけではありません。適当にレコードをつないで、キュッキュッとやって、ときどき『イエーッ』とか叫んでみたりするだけです」

フロアで回せるようになった達成感はあった。盛り上がっているときは楽しかった。女の子にも少しは騒がれた。「医学部に通いながらＤＪを仕事にするのもありかな」と多少は考えたりもした。

だが、終わったあとが虚しかった。徐々にそう感じてしまうようになっていった。

「２年ほどで飽きてきました。毎日フロアで回しているうちに、これをこの先ずっと続けるのはつらいなと思いはじめたのです」

ＤＪとドクターの仕事を比べてみたりもした。「医者のほうが断然いいな」と思った。だが、だからと言って勉学にも興味は持てなかった。

レーサー、ボクサーとまだまだ続く回り道

夜はＤＪをやりながら、松岡の興味は別の対象に向かった。なんと、レーサーである。車をいかにうまく走らせるかに興味を持ったのだ。レースに出るためには自分で車を整備できなければいけない。そこで、整備士の免許を取って、自分で車を整備するようになった。溶接も自分でした。

挙げ句に、自分で車をつくってしまった。いろいろなパーツを集めてきて組み合わせて、吸気の部分からつくっていき、エンジン内のプラグを組み、排気系も整え、自分でボディに色も

塗った。それで本当に1台の車を自作してしまったのだ。陸運局に登録申請し、実際に車道を走れるようになったという。

それにしても、このへんが松岡の面目躍如たるところだ。何事もまずは極めなければ気が済まないのだ。この性格が救急医としての仕事に生きてくるのは、まだ先の話である。

車をつくるだけではなく国内のA級ライセンスを取得し、レースにも出場した。医学部2年の頃である。バイトをしてはタイヤを買うという日々だった。

レースでもそこそこの成績を上げた。だが、集中できたときは速かったものの、安定してタイムを出すことができなかった。限界を感じた。

「一流のドライバーは何回走っても同じタイムを出せる。そのためにはやはりある種のトレーニングが必要です。私は飽きっぽく、コースを何十周も走っていると嫌になり、途中で『面倒くさいな』とか『暑いな』とか思いはじめる」

そのうちに、レースそのものにも飽きてきた。

――速く走って何になるのか？　タイヤを削って煙を出すことに何の意味があるのか？

そんなふうに思ってしまうようになり、やがて車の運転そのものに興味がなくなっていく。

そして、松岡の回り道はまだ続く。

ＤＪやレーサーと並行して、今度はボクシングに目覚めたのだ。最初は体力をつけるために始めたのだが、やっているうちにリングに上がりたくなってきた。それで試合に出るようになり、アマチュアの社会人選手権などに出場する。

プロになろうと思っていた。だが、松岡は目が悪くコンタクトレンズだった。当時、プロテストが厳しくなり、裸眼でなければプロにはなれなかった。それでプロの道は諦めた。

ボクシングも一時期は楽しかった。だが、やがて生来の飽きっぽさが再び顔を覗かせる。

――殴り合って何が楽しいんだ？　殴り合いを客に見せて何がいいんだろう？

そんなふうに思うようになっていく。いつもと同じ。自分の興味のままに突き進み、ある程度のレベルになると急速に熱が冷めてしまう。堂々巡りだった。

若者特有の自分探しの時期だったのだろうか？　自分は何者なのかというアイデンティティを求め、興味の赴くままにいろいろなことに手を出した。しかし、何をしても本当の充実感は得られなかった。

地獄の救急科からの甘い勧誘

医学部の勉強にはまったく興味が持てなかった。授業にもあまり行かなかった。

大学1年では一般の講義。2年になって解剖実習が入ってくる。「献体していただいた方には本当に申し訳ないのですが、真面目には取り組まなかった」と言う。そして、3、4年も座学が続く。ひたすら、講義、テストの繰り返しだった。

松岡は基本的に講義には出席せずに、車の整備やボクシングのトレーニングをしていた。テストは再試を受けて、何とかぎりぎりで単位を取る。まったくスイッチが入らない状態だった。

5年目からは実習が入ってきて忙しくなるので、実家を出て一人暮らしを始めた。しかし、相変わらずやる気は出ない。

当時の医学教育は、医学部を卒業すると同時にいずれかの科に直接入局するシステムだった。実習で各科を回っているうちに、優秀な学生は医局長に「うちの科に来ないか?」と声をかけられた。

だが、松岡には一度もお呼びがかからなかった。どこへ行っても、松岡の周囲には完全アウェイの空気が漂っていた。

松岡は「実習に真面目に臨んでいないのだから、声がかからないのも当然」と思っていた。自分を冷静に分析できていた。ただ、何となく「医者にはなるのだろうな」とは思っていた。

「格好よくて、仕事がきつくなく、自分の時間が取れそうという理由で法医学専攻も考えた」と言う。

ある日、ようやくお声がかかった。それが救急科だった。唯一のオファーだった。しかし、それは松岡を評価して見初めたというわけではなかった。

「人が来ない科だからみんなに声をかけていたのです。そうすれば誰かが引っかかるかもしれない、と」

救急科はまったく人気がなかった。彼らは「学生のときに勉強していなくても大丈夫。救急は体力とやる気さえあればやれるから」と勧誘してくる。だから、学生の間では「あそこはヤバイ」というのが定評だった。「誰でも勧誘してくるのは危ない。よく飲み会に連れて行ってご馳走してくれるが、接待に釣られて入局したら地獄の日々が待っている」と学生たちは敬遠していた。

「実際、講義を受けている部屋にベッドがあってカーテンが閉まっているのですが、いきなり講義中にカーテンが開き、救急医が寝ぼけまなこで『いま何時？　あー、寝てしまった』と言って起きてくる。大変なところだと思いました」

交通事故を目撃して救急医に開眼

医学部5年生になった。どの科に入局するのか？　松岡は決めかねていた。学生の頃の松岡は何でも先延ばしにして、ぎりぎりになるまでやらないという習性だった。テスト前にも勉強せず、どうせ再試があるからと本試験は早々と諦めてしまう。それで成績は可ばかり。有名な研修病院に行くのは難しいということになる。

そもそも、卒業も近いというのに、まるで目の前に霧がかかっているかのように自分の進路が見えなかった。

だが、ある出来事を契機に、松岡の人生は大きく動き出す。

それは、交通事故を目撃したことだった。

ある日、目の前でバイク事故が起こった。バイクが猛スピードで電柱に激突したのだ。大量の血を流して横たわる被害者。

運よく目の前がクリニックだった。医師や看護師が駆けつけてきたが、右往左往するばかりで何もできなかった。やがて、救急隊が到着し、緊急処置をして怪我人を搬送していった。

後日、事故現場を通りかかると、花が供えられていた。それで被害者が亡くなったことを知った。

そして、こう思った。

「クリニックの医師を責める権利はない。自分は医学生なのに、近づくこともしなかったのだから、もっと罪は重い。目の前にいる生命の危機に瀕した患者を助けることができてこそ、本当の医者だ。自分は何のために医学部へ入ったのか？　このままでは中途半端な医者にしかなれない……」

そのときの場面は松岡の脳裏に焼きついているという。

「思い出すと、いまでも心臓がどきどきします。何かを目撃したり体験したりして、それをどう考えるかはその人次第ですが、私はそのときにスイッチが入ったのです」

そして、救急医を目指そうと考えた。

「救急は人が足りない。きつい仕事だけど、あえてやってみよう。医療として最も大切なところだから、救急を真剣にやれば自分もちゃんとした医者になれるかもしれない」

こうして、松岡は本当に自分がやりたいと思い、生涯をかけるに値する対象にようやく出会ったのだった。

九州大学で過酷な救急部に入局

医学部6年になり、卒業が近づいてきた。救急を志した松岡は、研修先を探した。その中の一つが福岡にある九州大学病院だった。早速、見学に行った。

そこに居合わせたのが財津《ざいつ》昭憲《あきのり》という名物救急医だった。

財津は救急部の奥の小部屋にこもって熱帯魚に餌をやっていた。不思議な医師だった。

「うちに来れば大丈夫。全身を診ることのできる医者になれるから」

自信を漂わせながら、財津はそう言った。

「この人は信用できる」

松岡はなぜかそう感じた。直感だった。

救急で有名な病院をいくつか見学したが、どこもピンと来るところはなかった。どこの病院も組織としては目を見張るものがあった。だが、松岡は病院よりも医師個人の能力が気になっていた。自分に自信を持っている救急医に会ったのは、財津が初めてだった。

「こちらでお世話になりたいと思います」

とっさの勢いで、その場で返答した。

こうして、大学6年の7月に早々と研修先を決めた。

だが、勢いで決めたものの、まだ迷いはあった。救急に入るというのはチャレンジだった。「救急医には昼も夜もない。人生を半分捨てるような覚悟がなければダメだ」と思い詰めた。

帰り道、「本当にこれでよかったのか?」と自問し、少しうつ状態になった。

「とても天気が良く、暑い日でした。こんな天気の良い昼間に、俺はもう二度と外に出られないんだ……」

そんなふうに悲観的になって空を見上げた。24歳の夏だった。

救急部でたった1人の研修医

翌年の4月になった。九州大学病院で研修医が一堂に会した。総勢130名ほどで、それぞれ配属される科と名前が発表された。

松岡の名はそのいちばん最後に書いてあった。名前の横には「救急部」と書かれていた。救急の志望者は松岡1人だったのだ。

それが病院中で噂になった。

「何年かぶりに救急に研修医が入ったらしいぞ」「奇特な奴もいるもんだ」……。

そんな噂だったのだろう。

この当時、日本の医師臨床研修制度は現在とは違っていた。いまはスーパーローテーションといって、研修医は2年かけて全部の科を回り、それから入局するシステムになっている。

これは偏った医師ばかりができてしまったというかつての反省からできた制度だ。本来は、2年間ですべての科を回って、ひと通りマスターしてから専門科を選ぶというシステムにするはずだった。

ところが、これが悪い方向へ働いた。2年ほど回ると、どの診療科がどんな感じかがだいたい見えてきてしまう。そして、多くの研修医が仕事の楽な科を選ぶようになり、外科系や救急などのハードな科は敬遠されるようになってしまったのだ。

だが、松岡が研修医になった時代は、ローテーションなしで直接入局するというシステムだった。だから、卒業と同時にどの科に入るのかを決めなければならなかった。

どの科がどんなところかは学生にはまったくわからない。とくに外科系の過酷な科は勧誘も凄まじかった。飲み会に連れて行ってもらったりしているうちに、何となく入局するというパターンも多かった。

松岡の場合は自らの意志で選んだ研修先だったが、イメージ通りにきつい現場だった。

そこは「財津一門」という感じで、職人の徒弟制度のような世界だった。多くの医学生が救急を敬遠するのも頷けた。

90年代の終わりで、江口洋介主演のテレビドラマ『救命病棟24時』が始まった頃だった。いまでこそ救急医療の現場はテレビでもよく登場するのでメジャーになっているが、当時は一般にはまったく知られていない世界だった。

救命処置ができなければ通用しない

救急部に入ってまず感じたのは、医師のタイプが二極化しているということだった。

それは、オールラウンドに何でもできる医師と、すぐに各専門科に回してしまう医師だった。患者が救急搬送されてくると、救急医が一定の処置や治療を行ってからそれぞれの専門科に振り分ける。しかし、何でも専門科に回してしまえばいいと思えば、救急医は何もすることがない。

実際、患者が来た途端に「これは整形だ」とすぐに整形外科医に連絡してしまう電話番のような医師もいた。

松岡が入局したときには上司が2人いた。だが、財津医師と反りが合わなかったのか、まもなく2人とも辞めてしまった。

そのため、救急は財津と松岡の2人だけになった。

そうなれば仕事もどんどん任せられるし、早く成長できるのでは？　そう思いがちだ。だが、そうではなかった。

「救急というのはレベルが高いので、1年目の研修医など何もできないのです。内科や外科に来る患者は普通に歩いてくることも多く、話したりしながら少しずつ勉強できます。しかし、救急搬送されてくる人は基本的に意識がないことがほとんどで、高度なテクニックを要するのです。そこで感じたのは、救急にはいろいろな患者が来て、生死に関わることも多いので、まずは救命処置をきちんとできなければ話にならないということでした。そこから、自分の得意な領域を見つけていかなければならないと思っていました」

前述したように、松岡は大学時代まで何でも先延ばしにして、ぎりぎりになるまで動かないような性格だった。

だが、と松岡は言う。

「救急というところに入ったおかげで、人格が完全に補正されてしまったような面があります。救急現場は自分がすぐに動かなければ、人の命を危険にさらす場所です。仕事を先送りにしていたら、患者の命に関わる。そのことを肌で感じ、少しずつ考え方が変わっていきました」

ただ、その頃は研修医になりたての松岡だけでは心許ないということで、他の科から医師が応援に来ていた。だが、そうした医師は自ら進んで救急に来ているわけではない。「言われたからとりあえず来た」という感じで、「僕は4か月で帰るから」とやる気はない。

医師は「重症の人が来たら困るなあ」と、患者が来ないことを祈ったりしていた。だから当時、九州大学病院の救急はあまりあてにされていなかったらしい。

そんなある日、松岡は財津に「救急というのはこんなものなのですか?」と質問した。すると、財津に「おまえはまだ何もわかっていない」と一喝された。そして、「ICUで俺が取ったデータがあるから、それを見て分析してみろ」と言われた。

見てみると、膨大なデータが蓄積されていた。それを分析すると、たしかにいろいろなことが見えてきた。「財津先生はたしかに凄い」。そう思わされた。

一体、何が凄いのか? 少し専門的な話になるが、松岡の説明を引用する。

「簡単に言うと、意識のない重症患者が来ると、まず点滴を入れて血圧などの循環を安定させます。全身状態が安定してくると、血流が戻って、腎臓の機能も回復してくるので、尿がどんどん出るようになる。これを利尿期と言います。

教科書には単に〈全身状態が安定すると利尿期に入る〉と書かれているだけですが、実はそのタイミングがとても難しいのです。というのは、利尿期に入るときには点滴を絞らなければならないのです。同じように点滴を入れていると呼吸状態が悪くなり、チューブがなかなか抜けずに離床までが遅くなってしまうのです。

そこで財津先生は、利尿期に入るタイミングを計るための公式というか指数のようなものを独自に開発していました。利尿期に入るタイミングを見つけたら、そこで点滴を絞って、うまく尿が出るようにして、体の回復能力を助けながらチューブを抜いて病室に返すということをやっていたのです」

財津は常に「患者は自分で治るのだ」と言っていたという。そして、「医者が治しているのではない。自分が治していると思っているようなら、医者としてはまだ二流だ。患者は自分で治るもので、その能力を高めて手助けするのが救急の役割だ」と。

他の人はともかく、松岡は財津の言わんとしていることを理解した。そして、財津に代わってデータを取り、いろいろと論文も書いた。研修の4か月はそんな日々で終わった。

「それがよかったと思います。最初から患者を診療していくと、仕事は早く覚えるかもしれませんが、ただそれだけという感じになってしまいます。理論を積み重ねていかないと、患者がなぜそういう状態になっているのかとか、こうした処置をすればこういう状態になるだろうというプロセスを組み立てられる医者にはなれません。教科書に書いてあることをとりあえず行うだけで、それがどういう意味を持っているかを理解できないので、中途半端になってしまうのです」

救急の技術を上げるために麻酔科へ

理論や基礎をしっかり学ぶことの大切さは理解したものの、手技は相変わらず何も身につかなかった。

他の科で研修をしていた同期は「俺は気管挿管ができるようになった」と目に見えて医者らしくなっていった。気管挿管というのは、口から気管内にチューブを入れて、空気の通り道を確保する手技で、医師には必須のテクニックだ。

だが、松岡はまだ点滴さえも満足にできなかった。もやもやとした気持ちを抱えたままで、最初の4か月は過ぎていった。

だが、この4か月が松岡の医師としての背骨をつくったと言っても過言ではない。

のちに松岡は気づく。

「医師の考え方の基礎を身につければ、やがて何でもできるようになります。手術も麻酔もすべては同じことなのです。世の中には情報があふれているし、医学の本もたくさんあります。

しかし、重要なのは自分で根拠となるデータを集められるかどうかです。質の高い情報を積み重ねていって、自分の中で治療戦略というかプロセスを組み立てられるような医者にならなければならないのです」

学生時代は座学だけで、研修医になっていきなりボロ雑巾のように働かされる。だから、基礎をしっかり積めない医師が少なくないという。

松岡は最初の4か月、基礎を固めるための猶予をもらったようなものだった。医師と学生の中間あたりの位置づけで、医学をしっかりと学ぶことができたのだ。

だが、それは後になって振り返ってわかったことだった。

当時、救急部のスタッフは研修医である松岡1人だった。だから、自分がどんなドクターになればいいのかというロールモデルが見えなかった。

そんな様子を察したのだろう。財津が「OBに凄いやつがいるから、ちょっと見に行かないか」と誘ってきた。

1人は飯塚病院で救命救急センターを立ち上げた鮎川勝彦《あゆかわかつひこ》、もう1人が新日鐵八幡記念病院で重症の熱傷（やけど）の集中治療室をつくった海塚安郎《かいづかやすお》だった。鮎川は重症多発外傷患者の治療と実技セミナーで、海塚は重症熱傷の治療と経腸栄養で、ともに全国にその名を轟かせていた。当時、鮎川や海塚の名前は、本や雑誌でとにかくよく見かけた。

だが、見学に行ったはいいが、「変な小僧が来たな」といった感じで、最初はまったく相手にしてもらえない。

鮎川も海塚も、財津に似て、お世辞にも愛想がいいとは言えなかった。だが、懸命にしつこく質問していくと、ぽつぽつと喋り出す。そんな医師だった。

そして、少しずつ、いろいろなことを教えてもらった。何年もかけて蓄積してきたデータを惜しげもなく見せてくれた。

2人とも一匹狼だったが、腕はピカイチだった。そして、自分の立ち位置をしっかりと確立していた。

「こういう生き方もあるのか……」

目の前が少し開けたような気がした。

松岡は当時、考えていた。研修医は自分一人で、相談できる同期もいない。いまの上司は財津先生のみで、他の上司はみな辞めた。他科の先生も「救急科はきついし、先がないよ。辞めてうちに来ないか」と勧誘してくる。果たして、財津先生を信じて孤軍奮闘、頑張るべきか、進む道が決まっていて、相談できる同期がいる他科に転科すべきか。

そして、松岡はこう決断した。

財津先生のもとで学んだ先生は本当に少ないが、みな日本に名前を轟かす有名な先生である。

自分もこれらの先生方に教えを請い、努力すれば、近づけるかもしれない。鮎川先生や海塚先生のように耐え抜いてやる。結果を出している先輩方や、そうした先生を指導された財津先生の言葉を信じよう。

それ以降は、松岡は他の先生の誘惑に一切動じなくなった。

当時、研修医は1年間に3か所を回ることができた。最初の4か月を救急で過ごした松岡は、次にどこへ行けばいいかを財津に相談した。「それは自分で決めることで、俺が指示することではない。ただ、おまえが決めたことに対してはアドバイスするし、どこか行きたいところがあれば推薦状を書くから」と言ってくれた。

松岡は、まだ点滴も心肺蘇生も気管挿管もできないことが心配だと心情を吐露した。するると、財津は「それなら麻酔科へ行け」と勧めた。

麻酔科医は、最初に点滴用の静脈に注射針を刺し、麻酔薬を投与すると呼吸は浅くなったり停止したりするので、気管挿管をしたり人工呼吸器を使ったりして全身管理をする。

救急医としての技術をマスターするには、麻酔の基礎を覚えることが大切だと財津に言われ、次の4か月は麻酔科へ行くことにした。

麻酔の技術は意外と簡単に覚えることができた。当時は、麻酔科医が少なく、研修医に麻酔をかけさせることも少なくなかった。

もちろん、患者に麻酔をする前に、人形を使ってひたすら練習を重ねた。もともと覚えが悪いほうではない松岡はマスターするのが早かった。「こんなものか」と拍子抜けするほどだったという。舐めていたわけではないが、「自分はもうけっこうできるんじゃないか」という思い上がった気分になってきた。そうなると、研修医なのに生意気にも外科医を見て、内心「遅いなあ」などと思うようになった。

急患が来ると、「救急に頼まれて手術に来ました」と外科医は颯爽とやって来て、かっこよく手術だけをしていく。その姿がうらやましかった。

手術時に麻酔科医が入って患者に麻酔をかけるときは、外科医との間がシートで仕切られている。それは外科の領域と麻酔科の領域を分けるためだ。つまり、清潔ゾーンと不潔ゾーンという意味の仕切りである。その仕切りを見て、松岡は「自分はあちら側に行きたい」と思いはじめ、財津に相談する。

松岡はその頃、救急というのはお腹を開ける外科のようなイメージを持っていた。そんな安易なイメージも財津のこんな一言で打ち砕かれた。

「救急は外科ではなく、むしろ整形外科だ。救急現場で開腹手術など月に1、2例だ。おまえは年間12例しか手術しないような医者に手術されたいか？　俺はそんな医者に手術されたくはない」と。

　その言葉には説得力があった。実際、事故などで救急外来に運ばれてくる患者は、大抵どこかを骨折している。それを処置する救急医にとって整形外科の手技をマスターしておくことは必須である。

　さらに、財津は言った。

「いずれカテーテルの手技が進んでくるから、お腹の中で出血してもカテーテルで塞栓する内科の領域が増えていく。外科よりもこれからは整形外科のほうがいいぞ」

　少し説明が必要だろう。これは、足の付け根などの血管から細い管（カテーテル）を入れ、出血部位まで進めて血管を塞ぐ物質を入れて止血する治療（塞栓術）のことだ。事実、現在では骨盤や内臓破裂などでもカテーテルで塞栓する手技が発達していて、救急でも行われる頻度が高くなっている。

　こうして、財津の一言が再び松岡の進む足元を照らした。麻酔科の次の4か月は、整形外科に行くことになったのである。

研修先の整形外科で見た〝出世システム〟

整形外科は救急の世界とは雰囲気が全然違っていた。そもそも医者を育てるシステムがまったく異なっていた。

救急は志望者が少ないので、育成のための仕組みもない。自分で勝手に組み立てていけという感じだった。

一方、大学病院の整形外科は毎年、何十人も研修医が入ってくる大所帯であり、研修システムもきっちりと決まっていた。

整形外科の研修は8年間。7年目で専門医資格が取れるので、あと1年でお礼奉公（研修）は終わりになる。

かつての医局制度では、学位取得後に、お世話になった教授や医局のために、人気のない遠方の関連病院などに勤務する慣習があった。これを医師たちは自虐的に「お礼奉公」と呼んでいた。

松岡が研修に行った九州大学病院の整形外科では、派遣先をくじ引きで決めていた。研修医は8年間、毎年くじ引きによって派遣先が決められるのである。

もっとも、これは表向きの話。教授が別の路線を決めていたり、数名のために用意された裏口もあったようである。

「このシステムはうまくできていて、優秀な医師は関連病院でも評判が良く、医局はその情報を吸い上げて、めぼしい研修医は大学に戻されて留学させてもらったり、大学院で研究させてもらえる。あまり業績の上がらない研修医は、たとえば大学院を希望しても、『おまえはくじに外れたからだめ』と言われているうちに、あっという間に8年が経っているわけです」

だから、医局に入局しているにもかかわらず、大学病院には一度も勤務したことのない研修医もいた。外の病院を回って8年間が過ぎてしまうのだ。

「そんな先生、いたっけ?」と同僚には認知されず、名簿を見ると「あ、たしかにいるね」と、そんな扱いの研修医もいた。

このように〝出世システム〟がしっかりできていることの弊害もあった。研修医にハングリー精神が育ちにくいのだ。とりあえず業務をこなして5時に仕事が終わると、あとは飲みに行くというのが日常の研修医もいた。

研修システムのない救急の研修医だった松岡は、次の年に勤める病院も自分で考えなければいけない状況だったから、そのための勉強を重ねなければならなかった。だが、整形外科の研修医はシステムに乗っていれば専門医資格は確実に取れた。

ただし、これはあくまでも松岡が在籍していた16年以上前のことである。

そんな整形外科の中に、ひたすら努力している医師がいた。名前をA医師としておこう。松岡は周囲の研修医とはひと味違う彼に目をつけた。

A医師は救急志望で日本医科大学の高度救命センターに入ったが、考えるところがあり、整形外科を一から勉強するために九州大学病院の整形外科に転じていた。

A医師の取り組み方は周囲の医師とは全然違っていた。

たとえば――。

手術前にその手術の計画に関するプレゼンテーションを行うのは研修医の役割だったが、そのプレゼンがとにかく達者で、質問されたことにも的確に答える。上司も「ほお」という感じで、一目置いていた。

A医師の行動を観察していると、彼が並々ならぬ努力をしていることがわかった。彼のメモをこっそり見ると、プレゼンの原稿がびっしりと書いてあって、それを暗記して話していた。

プレゼンの内容である手術計画も綿密だった。整形外科手術では体内に整形外科インプラント（人工関節や骨を接合する器具など）を入れることが多い。A医師は、X線写真とインプラントのカタログを同じ縮尺になるようにコピーして大きさを合わせ、「○ミリなら入ります」

と正確な数字をはじき出す。レントゲン写真とカタログのサイズは合っていないので、縮尺を合わせるために何十枚ものコピーを取っていた。

それを見て、他の医師は「あいつは頭がおかしいんじゃないか」と揶揄していた。

「でも、A先生がしていたのはとても大事なことでした。あらかじめサイズを想定しておけば、想定外のことが起こった場合に『あれ、何かおかしいぞ』ということがわかるわけです。そこまで詰めて手術計画をつくっていたので、質問にも的確に答えられたのでしょう。手術計画を立てるときに、A先生の頭の中ではすでに1回手術を終わらせてしまっていたのです」

後述するが、これは実際に優秀な外科医や整形外科医が当たり前のようにしていることである。松岡は、A医師の中に外科系の医師としてのプロ意識を見たのだった。

「救急医は先が見えない……」

そんなA医師があるとき、松岡にポツリとこう言った。

「救急はきついから、やめたほうがいいよ……」

A医師は「救急医は先が見えない」と考えていたと言う。

いつまで経っても自分がどういう医者になるのか想像できず、病院の中での立ち位置として

「自分はこういう医師だ」と明確に打ち出せるアイデンティティが見えないのだ、と。

それを聞いて松岡は「やばい」と思った。背筋がぞくぞくした。

――あの優秀なA先生でさえそんなふうに言うのだ。自分はどうなっていくのだろう……。

不安とプレッシャーが急激に増していった。

実際、九州大学病院での研修では、最初の4か月で救急の上司は全員が辞めていった。他の科から応援に来る医師には「こんなところは辞めて、うちに来たほうがいい」と誘われた。

実際、大学病院で救急は虐げられていた。患者が来ても、「循環器はうちの専門だから、心臓は診ないで」とか「救急の先生はわからないのだから、お腹は触らないで」と言われる。

救急医は、他科の医師が誰も関わらない「心肺停止」が担当のような感じだった。あとは、単なる振り分け係。

要するに、大学病院の中で「救急」という専門性はまったく認められていなかったのだ。

かつて財津が言ったように、救急と整形外科はある意味で近いところにある。だが、その整形外科でさえ、救急に対する理解はまったくなかった。

整形外科医にとって「救急車は面倒を運んでくるもの」という感覚だった。

整形外科は、脊椎手術や人工関節手術など手術の予定がかなり詰まっている。そこに急患が入ってくると、「早く帰りたいのに面倒くさい」といった対応になりがちだ。

にもかかわらず、ひどい骨折をしている患者が運ばれてきて、救急外来でその処置をすると、整形外科からは「うちの領域なのに、なぜ勝手に救急が触るんだ」と責められた。

救急医としての将来にますます不安が募った。

そして、自分の進路を見定めようと、松岡はそのとき在籍していた「整形外科」という専門領域を俯瞰して分析してみた。

整形外科は完全なピラミッド型で、システムに乗っていない研修医はある意味で差別された。松岡の仕事は物品を運ぶなどほとんど雑用係だった。手を洗って手術室には入るものの、助手はおろか、ただ隅のほうに立っているだけのお客さん扱い。明確に線引きされていて、〝あちら側〟に踏み込むことはできなかった。

だが、だからこそ客観的な目で見ることができた。

整形外科医は手術に関してはプロだった。マシンのように正確にオペをすることが彼らのアイデンティティだと感じた。

「手術に関しては確固たるポリシーを持っている。そして、手術の経験をどんどん積んでいくので、安定した手術ができるようになる。そこは凄いと思います」

だが一方で、全身を診ることのできる医師は少なかった。手術前後のプロセスには無頓着で、とにかくその場でいかにうまく手術するかということだけを追求していた。全身管理ということともあまり頭の中になかった。

――自分は全身を診ることのできる医者になりたい。だけど、この先どうやっていけばいいのだろうか……。

研修医として1年が過ぎた。松岡は未だ〝迷いの季節〟のただ中にいた。

昼は麻酔科、夜は救急というダブルワーク

たとえば、誰もいないところで、目の前で人が倒れたら……?

松岡にとって、医師のイメージは、常にかつて目にした交通事故のシーンとつながっていた。そして、やはり医療への初期衝動となった「救急」への思いが募る。

――やはり、もう少し救急を知ってみよう。

そう考えた松岡は財津に相談した。そして、紹介されたのが県立広島病院の救命救急センターだった。

当時、ここには石原晋《いしはらしん》という著名な救急医が在籍していた。石原は救急と麻酔科の専門医で、ここに勤めれば両方の専門医資格を取得できるというシステムをつくっていた。

ただしそれは、昼間は麻酔科で、夜は救命救急センターで働くというダブルワークをするシ

ステムだった。「そんな地獄の研修をやってみないか」と財津に勧められたのだった。電話一本で「うちで預かります」という話になった。

まさに地獄の勤務だった。

勤務表が2つあった。まず麻酔科の勤務表があり、救命救急センターも勝手に勤務表をつくっていた。だから、たまに重なることもあり、それはさすがに無理ということでシフトが調整される。

研修医は、麻酔科の勤務は基本的に日中だけだった。夜の緊急手術は難しいので上司の麻酔科医が担当したからだ。一方、救命救急センターは、昼はもちろん、夜の当直や土日の勤務があった。土日は安上がりな労働力である研修医が配置されるのが常だった。

「本当に悲惨で、重症患者が入ると当直の連続になってしまい、一睡もせずに翌日の昼間は麻酔をかけたりするわけです。麻酔科でも、夕方にはあがっていいよと言われていても、重症の急患が入ってくると上司の先生を手伝うので帰るわけにはいきません。いつも、ずるずると病院にいるという感じでした」

体力的にきわめて厳しい日々だった。だが、そのハードワークのおかげで麻酔科医の専門医資格（麻酔科標榜医）を取得することができた。

麻酔は命に関わる場合もあるので、他の科とは違って専門医を標榜することを制限されている。厚生労働省の認定制度である麻酔科標榜医を取らなければ、「麻酔科医」と標榜することはできない。

その条件の一つは全身麻酔を300症例以上実施した経験だ。松岡は、県立広島病院での1年間と九州大学病院時代の経験を合わせて、この条件をクリアしていた。

県立広島病院では救急医のポジションは高かった。その大きな理由が麻酔科を併設していることだった。

石原の考えはこうだった。

救急医は、患者を専門科に振り分けるだけでは力が弱くなってしまう。だから、救急医自身もスキルを持っていなければならない。

麻酔科を併設しているので、救急患者が来れば麻酔をかけて処置ができる。その上で責任を持って各専門科に振り分けるのだ。

県立広島病院救命救急センターには明確なシステムができていた。

ＩＣＵに患者が入るときは、①～③のパターンにケース分けをしていた。①は担当の専門科が担当するので救急は手出しをしない。②は担当の科と話し合いながら共同で治療していく。③は救命科がすべて担当し、ＩＣＵを出たら担当科に渡す。

このように明確に分けていたことで、「救急は手を出すな」という専門科は少なく、実際は③のケースが最も多かったという。

県立広島病院には重症患者が運ばれてきて、難しい手術が必要とされる例も多かった。そんな環境もあって、松岡は「整形外科をやりたい」という思いがまた強くなった。

「手術の才能がないのでは?」と落ち込む日々

次の赴任先は、前述した財津の弟子である鮎川が救命救急センターを仕切っていた福岡県の飯塚病院だった。

松岡は「せっかく手に入れた技術もやらなければ衰える」と考えたので、麻酔科医としての仕事も続けることにした。昼間は整形外科の外来を担当し、夜は救命救急センターの当直を入れ、週1日は麻酔をかけた。

ここでもハードワークになったが、修行だと思って懸命に取り組んだ。

「先行きに不安感があったので、それなりにしっかりとした腕がないと医者として信用してもらえない」と考えていた。

少し麻酔をかじったくらいでは、「やっぱり麻酔科に頼んだほうがいい」と言われるのがオチだ。だから、「たまにしかやらなくても、麻酔科の医師よりもうまい」と思われるくらいでなければダメだと思った。

松岡の発想は次のようなものだった。

彼は常に医療全体の中での自分の立ち位置を考えていた。整形外科に入れば、手術の専門家という普通のイメージの整形外科医ができ上がる。脳外科に行けば頭に関してだけは負けないという医師になる。だが、救急に関してはそういう育成システムがない。だから、「松岡」という医師像を自らつくっていくしかない。

「松岡とはこういう医者だ、というイメージを勝手につくって、それに自分を合わせていくような、そんな感じでした」と当時を振り返る。

救命処置も手術も麻酔もすべてができる救急医。松岡はそこを目指した。


だが現実には、研修3年目の飯塚病院での整形外科医としての日々はパッとしなかった。

相変わらず、手術の手技は上達していなかった。整形外科には同じ3年目の医師がいた。彼は手術がうまかった。周囲から比べられ、「松岡は全然ダメだな」と言われた。

だが、いま振り返るとよくわかる。

「手術は最初の100例くらいまでは誰でも下手です。最初は見たことも経験したこともない手術を積み重ねていくわけですから、うまくできるわけがありません。でも、それを超えるとそれなりにできるようになるのです。ただし、そこから先はセンスの問題なのですが……」

経験が少なければ誰だって上手な手術などできない。慣れが必要なのだ。だが、新人をけなす元新人は、自分の初心者時代を忘れてしまっているのだ。

もちろん、当時はそんなことは知る由もない。松岡は落ち込んだ。「自分には才能がない」「手術には向いていないのでは？」と思い詰めた。

だが、そこで腐って終わるわけにはいかない。「手術がうまくなるには」といった本やネットなどで勉強した。そこで知ったのが、手術がうまくなるには予習・復習が大事だということだった。

外科系の医師は1つの手術を3回行うと言われる。まず術前計画の作成とシミュレーションを行う、そして実際に執刀する、手術が終わったら振り返って手術記録をまとめる。

手術というものが少しずつわかってきた松岡だったが、まだスキルは伴っていなかった。「外科には向いていない」と懐疑的になった。自分の進むべき道はまだ見えてこなかった。

だが、暗闇の中に一条の光が差し込んだ。

「おまえ、臨床ばかりやっているけど、研究のほうはどうなっているんだ？」

再び、財津からの絶妙なタイミングでのサジェスチョンだった。

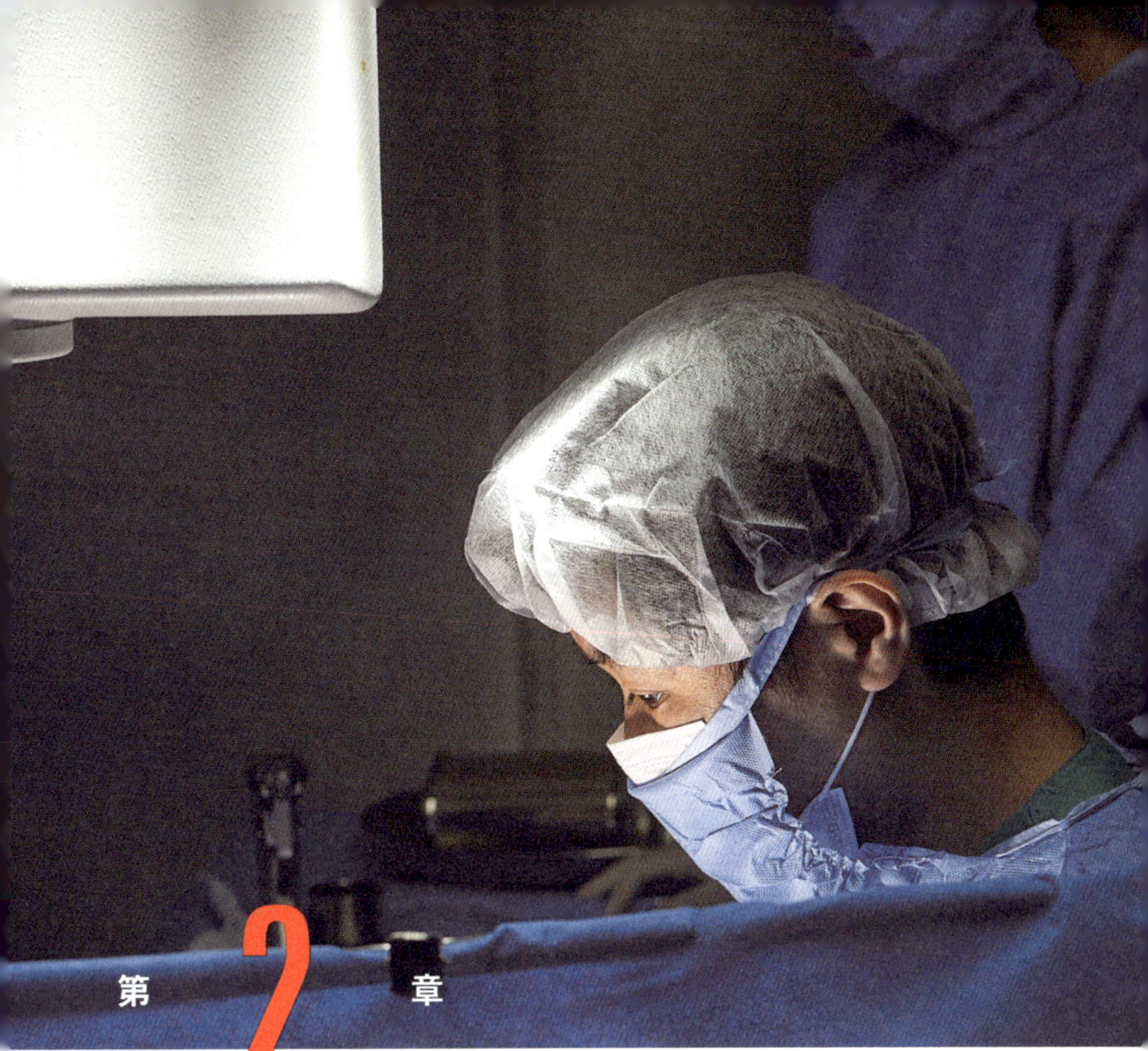

第2章

松岡良典という医師の誕生

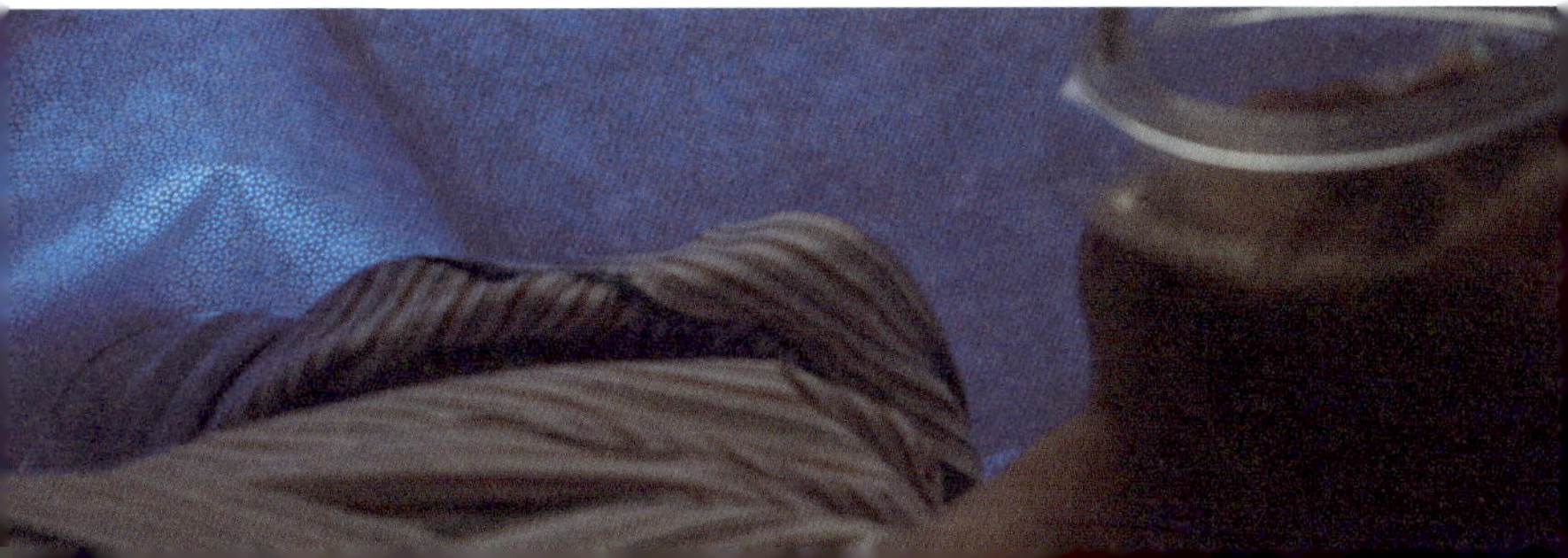

九州大学には「救急医学講座」がなかった

医師にとって、「臨床」と「研究」は車の両輪のようなものである。

研修医の頃、松岡の目は「現場」だけに向いていた。だが、その現場で自信を失いつつあった。そんな様子が飯塚病院の鮎川から報告されていたのかもしれない。

財津は言った。

「おまえ、学位を取っていないじゃないか」

松岡は思わず聞き返した。

「学位なんか必要ですか？」

学位を取るというのは「医学博士」になることだ。学位とは博士号である。したがって、学位を取るには大学院へ進み、医学研究をして、それをまとめた論文が担当教授から認められなければならない。

だが、医師免許があれば診療はできる。つまり、医者になれる。医師にとって必ずしも学位は必要なものではない。

実際、「医者に必要なのは臨床での能力で、学位なんか取っていると腕が衰える」などとまことしやかに言われる。

だが、財津は「医師にとって学位は必要だ」と言った。

曰く、臨床をしばらくやったら、いったん手を休めて論理的に考える力をもう一度養わなければならない。医学研究をしてエビデンス（科学的な根拠）のあるデータを出し、しっかりと論文を書いて学位を取れ、と。

いま、松岡は「それは本当に大事なことです」と言う。

「医学の本を読むと、著者は断言しているものの、『そのデータはどこから引用したのか？』『そこに科学的根拠はあるのか？』と疑わしいものがたくさんある。医学論文だからと鵜呑みにせず、常に懐疑的な目で見ることは重要です」

論文の出典を見て、「これはたしかに世界的に権威のある医学雑誌に載ったものだ」とか、「オリジナルの論文は30万人という患者を対象にした大規模研究だ」といった見方をするのは、医師にとって欠かせない姿勢だ。これを文献の「批判的吟味」という。

誤った論文を盲信して根拠のない治療を行い、もし何か問題が起こった場合、被害を受けるのは言うまでもなく患者である。

臨床医にとって医学研究を行うことは、こうした批判的な目を養って正しい治療を見極めることにも役立つ。

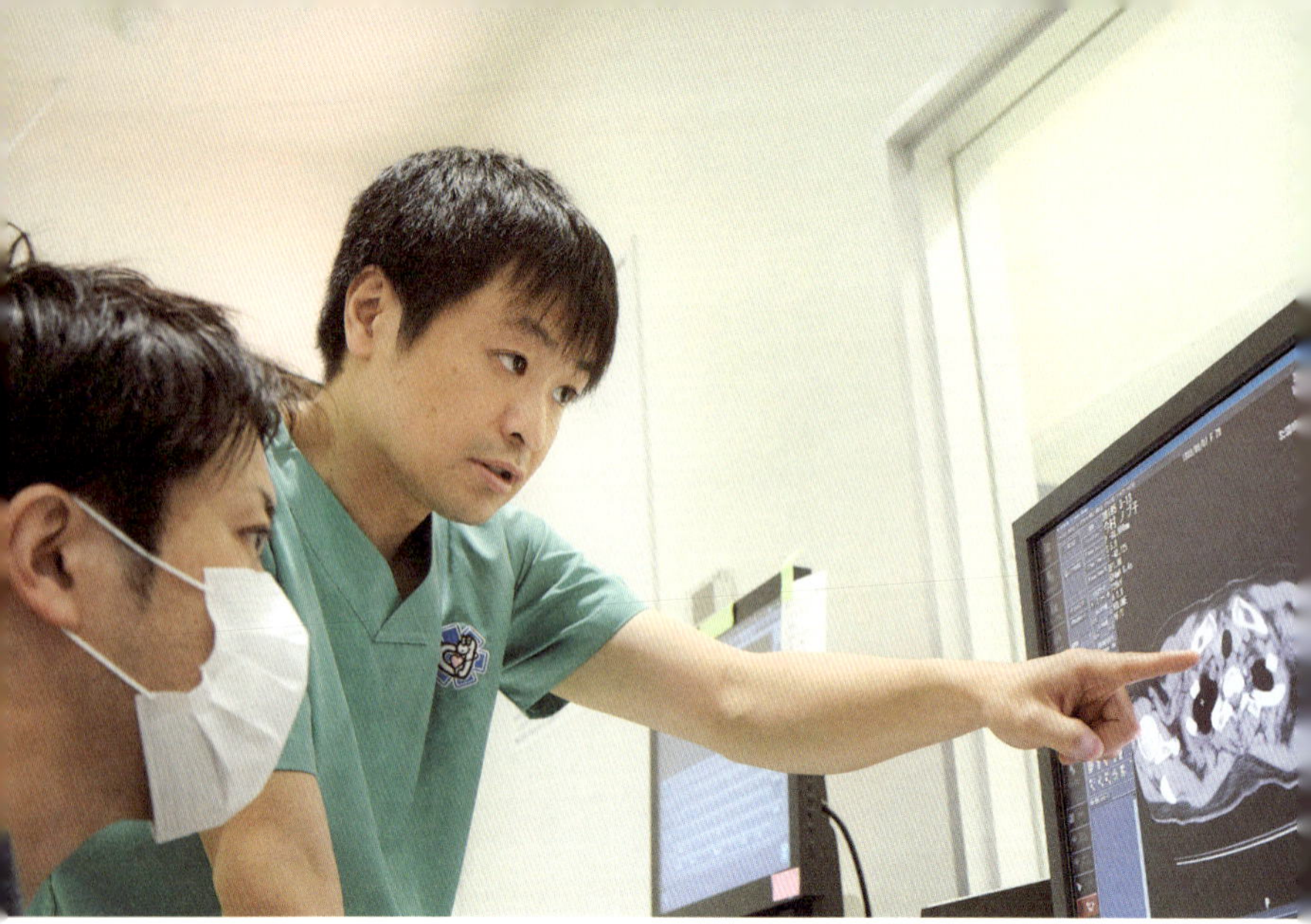

「こういう考え方ができるようになると、臨床で出てきたデータも不必要なものはどんどん削ぎ落としていって、根幹になる大切な部分だけを残せるようになっていきます。そして、信頼できる治療法に自分の手技を合わせていくことで、しっかりとした医者になれる。財津先生のアドバイスのおかげで、そういうことがわかってきました」

研修医となって4年目。松岡は臨床からいったん離れ、学位を取るために大学院へ進むことにした。

ところが、一つ困ったことがあった。

当時、九州大学の医学系の大学院には「救急医学講座」がなかったのだ。

大学院で講座を開設するには、その医学領域

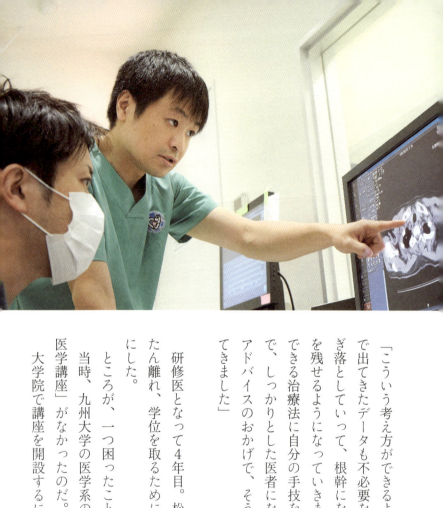

の教授がいなければならない。だが、救急医学の教授はいなかった。財津は助教授だったのだ。上司の覚えがめでたければ地位が上がるという大学の出世システムが、おそらく性に合わなかったのだろう。

そこで松岡は、九州大学とコネクションのあった東京大学の大学院へ進むことになった。

東大では基礎研究を行うことにした。基礎研究とは文字通り臨床医学の基礎となる学問だ。解剖学や生理学、生化学、薬理学、分子生物学、遺伝学、遺伝子工学など、その分野は幅広い。松岡は東大の大学院で学位取得を目指すとともに、臨床のレベルを落とさないよう、土日は整形外科の外来に出て、週に1回は麻酔をかけていた。

新型造影剤を開発して国際特許を取得

東大で行った研究は、主に遺伝子解析に関するものだった。臨床と両立しての研究生活は多忙をきわめた。研究は順調に進んだかに思われた。だが、思わぬ敵の存在があった。最大の問題は利権争いだった。研究がうまくいきそうになると、決まって邪魔が入った。

当時、松岡が行っていた研究結果の分析をある遺伝子解析の方法で行ったところ、驚くほど良いデータが得られた。

メダカの遺伝子を使って行っていた研究だったが、そのうちに出るはずのないハエの遺伝子がたくさん出てくるようになった。何者かが培養した細胞に細工を加えたのだ。

松岡は周囲の人間に対して疑心暗鬼になり、研究室に鍵をかけたり、パソコンをロックしたりするようになった。

――僕はいったい何をやっているのだろう……？

そんな自分にも、仁義なき開発競争の世界にも嫌気がさした。

東大での研究生活が2年を過ぎた頃、福岡で大きな地震が起きた。玄界灘で発生したマグニチュード7・0、最大震度6弱の福岡県西方沖地震だった。

震源に近かった九州大学病院の付近も壊滅的な被害を受けた。だが、松岡以降、救急部への入局者は誰もいなかった。そのため、他科の医師が応援に来たものの、救急車からの要請があっても受け入れることがほとんどできなかった。

さすがにそれではまずいということで、病院長の鶴の一声で救命救急センターを立ち上げることになった。

同時に、大学院に救急医学講座も開設されることになった。だが、学位を取ろうという人間が一人もいないのでは示しがつかない。そこで松岡に白羽の矢が立った。

こうして松岡は東京から戻り、九州大学大学院で研究を続けることになった。だが、研究だけに専念したわけではない。ここでも臨床からは離れなかった。救命救急センターでの当直も担当した。まさに松岡の面目躍如である。

もっとも、救命救急センター勤務と大学院での研究という二足のワラジは、それまでで最も大変なハードワークの日々だった。立ち上がったばかりの救命救急センターを軌道に乗せるための仕事をする傍ら、基礎研究も続けたからだ。夜間の救急現場での緊張を強いられる仕事をしながら、昼間は大学院へ通った。

九大へ戻った松岡が手がけていた研究は、東大での研究を応用したものだった。

血管造影検査に当時流行りはじめていた分子イメージング（体内の分子の動きを画像でとらえること）を応用した研究だった。

血管造影というのは、画像にコントラストをつけたり、特定の臓器を強調する造影剤という薬を静脈に注射して撮影する検査のことだ。

それまでの血管造影検査では、血管の少ない組織は映らないという弱点があった。がんは一般に血管が多いので造影剤を入れれば映るが、血管が乏しいがんはX線写真に映りにくいのだ。

そこで、松岡は、肝臓のがん細胞に出てくる特定の分子に直接結合する新しい造影剤をつくり、分子イメージングで光らせるシステムを開発しようと目論んだ。

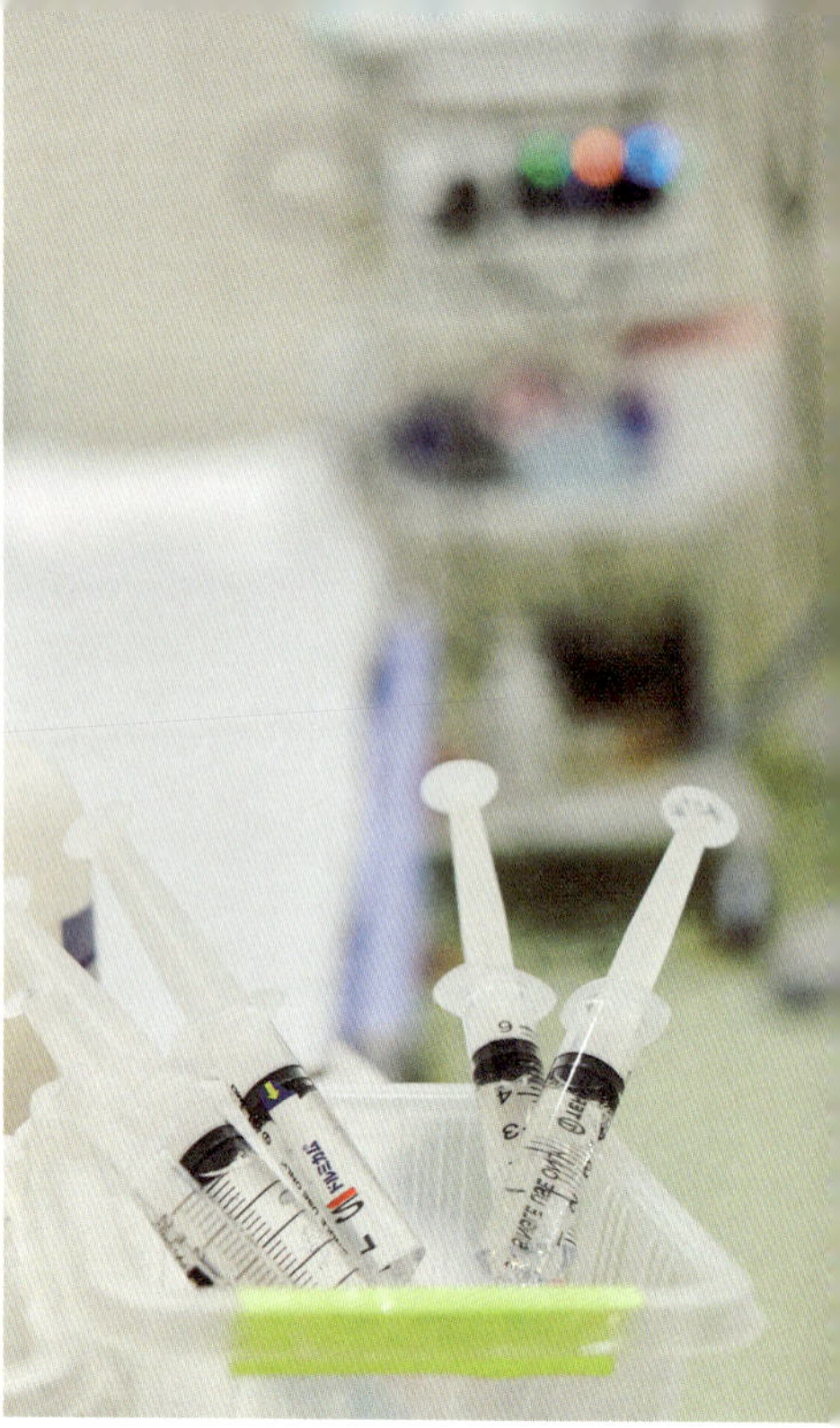

その研究がやがて実を結ぶ。新型造影剤の開発に成功し、論文発表とともに世界142か国で有効な国際特許を取得したのだ。

だが、そこでまたもや問題が勃発する。

ちょうど海外でEOBという特殊な造影剤が発売された。やはり肝臓がんを分子イメージングする造影剤だった。松岡は自分が開発した新型造影剤とEOBとの比較試験を行ってみた。成績は松岡のもののほうが良かった。その論文を医学雑誌に投稿した。

ところが、論文を審査する専門家から難癖をつけられた。理由は定かではない。

それで投稿先を変更したりした。医学雑誌などの学術雑誌には「インパクト・ファクター」というものがある。テレビドラマなどで耳にした人も多いだろう。これは、引用された頻度などで雑誌の影響度を測る指標だ。点数が高いほど影響度、重要度の高い雑誌と見なされる。松岡はインパクト・ファクターの高い雑誌への投稿を繰り返した。

最終的に掲載されたのは『MRI』という雑誌だった。論文が発表されてしばらくすると、その造影剤の権利を買い取りたいという話が海外から舞い込んだ。

ところが、その背後にも利権がらみの思惑が見え隠れしていた。

松岡は再び、危険信号を感じ取っていた。そんな世界にはもう関わりたくなかった。

こうして受難の日々が過ぎた。そして、2010年7月、『肝機能を可視化する分子イメージング造影剤の開発』と題された博士論文が発表された。

いろいろあったが、学位を取得することはできた。松岡は「それでよし」とした。

一方で、研究業績のみが重視されたり、複雑怪奇な利害や覇権の争いに汲々とする業界に、ますます居心地の悪さを感じるようになっていた。

――これ以上いたら息苦しくなる。危ないな……。

松岡の本能がそう察知していた。

手術の腕が5年前とは別人に

前述したように、九州大学では大学院で研究を行いつつ、救命救急センターにも勤務していた。その頃には、すでに救急専門医、麻酔科標榜医、集中治療専門医の資格を取得していた。

救急医療を実践するには、多くの領域の知識や技術を身につける必要がある。そう考えていた松岡は、それらをできるだけ早く習得するために、膨大な数の救急患者を診て、自分の時間には昼夜を問わず勉強を重ねてきたのだった。「昼も夜も頑張ると2倍成長できる」と松岡は言う。その考えはいまも変わっていない。

「自分の中では、救急、麻酔、集中治療はマスターしたと考えていました。救急患者が来れば救命処置をし、手術が必要であれば麻酔をし、術後はICUで集中管理を行う。こういう流れで考えてみると、抜けているのは手術をするところだけです」

そこを埋めようと考えた松岡は、再び整形外科をやってみようと決意する。臨床と研究を重ねて論理的な考え方ができるようになっていたので、復習すれば前よりもうまく手術ができるかもしれないとも思った。

そして、次なる派遣先として選んだのは、生まれ育った福岡県久留米市にある聖マリア病院という個人病院だった。もちろん、整形外科と救命救急センターの兼務である。

実は、そこには大学を退官した財津が再就職していた。

財津に会いに行くと、彼はその病院でも小部屋にこもって熱帯魚を飼っており、ときどきふらっとICUを回るという以前と同じような毎日を送っていた。

「財津先生は憎まれないキャラで、深く接すると素晴らしい先生であることがわかります。財津一門の医師たちはみな全国の良い病院で活躍していますし、『財津先生にはお世話になった』と口を揃えて言いますが、本人は『俺は何もしていないよ』と飄々としている。そんな人なのです」

聖マリア病院に赴任した松岡は、なんと初日から手術を手がけることになった。それまではずっと助手はしていたが、執刀経験はなかった。だが、整形外科の上司である田中憲治《たなかけんじ》が「助手をしていたならできるだろう」と事もなげに言って、松岡に任せたのだ。

財津も田中もそうだったが、できないと思った医師には決して任せなかった。たとえ経験がなくても、前もって話しているときなどに相手がきちんと理解しているかどうかを確認し、できそうだと判断すれば任せるのだという。

もちろん、理解していることと実際の手技でできることは違う。だから、手術中は後ろに立って、必要があればアドバイスしてくれた。

最初に行ったのは大腿骨転子部骨折の手術だった。これは大腿骨の股関節近くの骨折で、通常は手術に30~40分ほどかかる。ところが、松岡はこれを13~18分で終えることができるほどレベルが上っていた。

手術の予習・復習を続け、論理的な考え方が身についていたからだった。「ここがこうなっていればこうする」という判断ができるようになっていたので、手技はすぐに身につき、手術に臨めば手が勝手に動いてくれるようになっていた。

これは努力と経験のなせる技だった。5年前とは別人だった。それからは「浴びるように手術をした」。

聖マリア病院での勤務状況も過酷の一言だった。

整形外科では日中の外来だけではなく、3日に1回の当直、救命救急センターでも月7回の当直をこなした。手術時はすべて自分で麻酔もかけた。他の医師が手術をするときも、麻酔科医が足りないと松岡が借り出された。

病棟はほとんど診なくてもよかったが、病棟のいちばん端に「松岡先生用の部屋」があった。そこは松岡が重症患者の全身管理を行う場所だった。

手術をして、麻酔をして、救命救急センターで当直をして、病室で全身管理をする。それまで経験してきたこと全部を一遍にやるという感じだったので、すべての技術が底上げされた。

こうして、自分のやりたい医療をすべてできるようになった。それはいいのだが、忙しい上に給料は安かった。もちろん、アルバイトに行く余裕もない。

平日は帰るのが夜8時、9時。土曜も夕方まで外来をやっていた。日曜日は一応休みなのだ

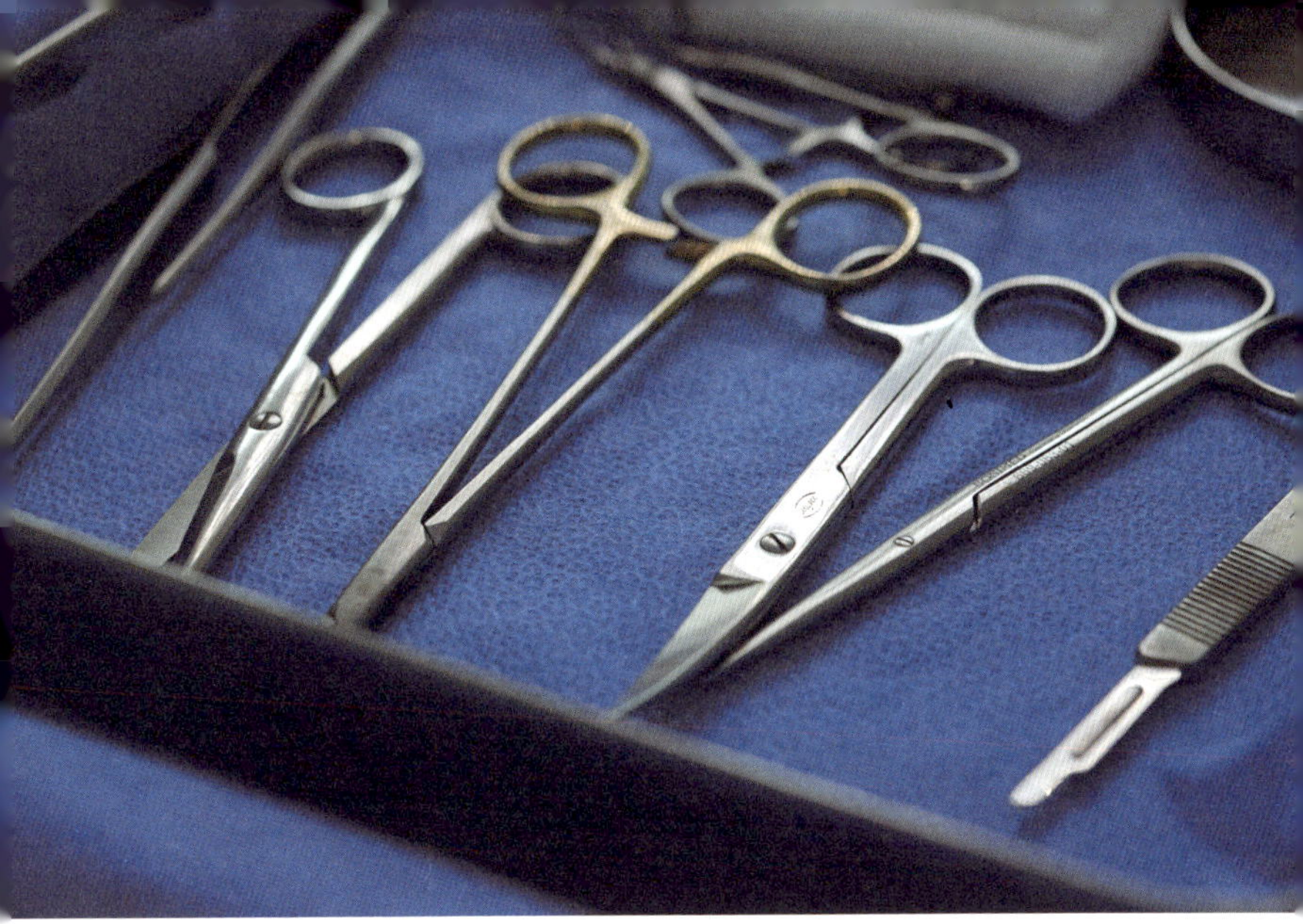

が、当直が入れば2週間ずっと家に帰らないということもあった。

実は、松岡は東大の大学院へ行く前に結婚し、すでに父親になっていた。

「給料は安いし、家にはほぼ帰って来ない。子どもの誕生日にも休めないという状態。勉強のために医学書を買ったりするので生活も苦しい。妻は何も言いませんでしたが、相当な我慢をさせていたと思います」

振り返ってみると、研修医時代はいつも想像を絶する忙しさの中にいた。ただでさえ救急の現場は忙しいのに、松岡は自ら望んで何足ものワラジを履いてしまう。

だが、この頃の経験が後の「断らない救急」を可能にする礎となることを、もちろん本人はまだ知らない。

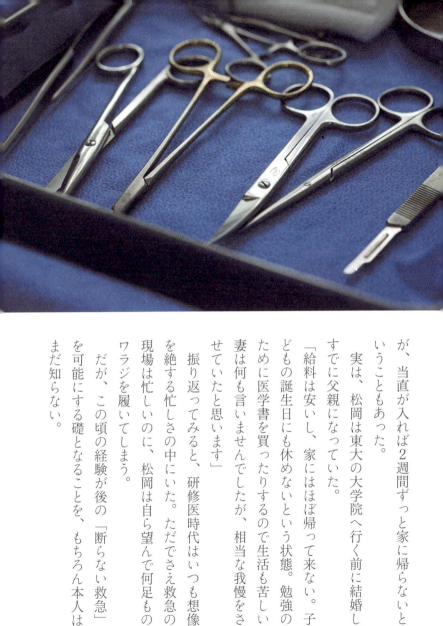

異例の若さで大学医学部の講師に

松岡が研修医としてあちこちの赴任先で奮闘していた頃には、すでに医学教育は大きく変化していた。新しい臨床研修制度が導入されたのである。

医師免許取得後に臨床研修の名で臨床経験を積む卒後教育が、２００４年から義務化されていた。

そして、前述したように、研修医は最初の2年間の初期研修の期間を1～2か月などの単位で、厚生労働省の指定した臨床研修指定病院のいろいろな科を回り、その後に自分が何科の医者になるかを決めるのだ。これはスーパーローテート方式といって現在も続いている。

このスーパーローテーション制度では、研修医はほぼすべての科を回ることになる。もちろん救急も例外ではない。

初期臨床研修医は救急科での研修も必須となったため、どの病院でも救急部門をつくろうという動きが活発化した。臨床研修指定病院に指定されれば、国から経済的な支援を受けられるからだ。

そして、救急科設置に伴って求められたのが、研修医を指導する救急専門の指導医だった。

松岡にもいろいろな病院から「部長で来ないか」と声がかかった。だが、松岡は二の足を踏んでいた。

そこへ、まるで松岡の迷いを見透かしたように、財津から再び連絡が入る。

「佐賀大学の講師にならないか？」

個人病院の容赦のない勤務状況に、さすがの松岡も辟易していた。

――ここで一度、大学に勤めてみるのもいいかもしれない……。

そう考えて佐賀大学医学部の講師の話を受けることにした。

まだ32歳だった。大学医学部の講師としては全国でも異例の若さだ。

医学部の人事組織は教授を頂点に、准教授、講師、助教と続くピラミッド型の権力構造になっている。講師は上から3番目でポジションはかなり高い。講師以上は教授選にも立候補できる。通常は45歳くらいの年齢で就くポジションだ。

だが、いざ大学に勤めると、とにかくやりにくかった。何しろ部下が全員、先輩なのだ。

たとえば、朝の会議でも、教授、准教授、医局長というお偉方の隣に松岡が並ぶ。

それにしても、皮肉なものである。

出世や地位なんかにはまったく興味がなく、ただ救急医として一人前になることだけを目指してきた松岡が、図らずも他人が羨むほどの「出世コース」に乗ってしまったのだ。

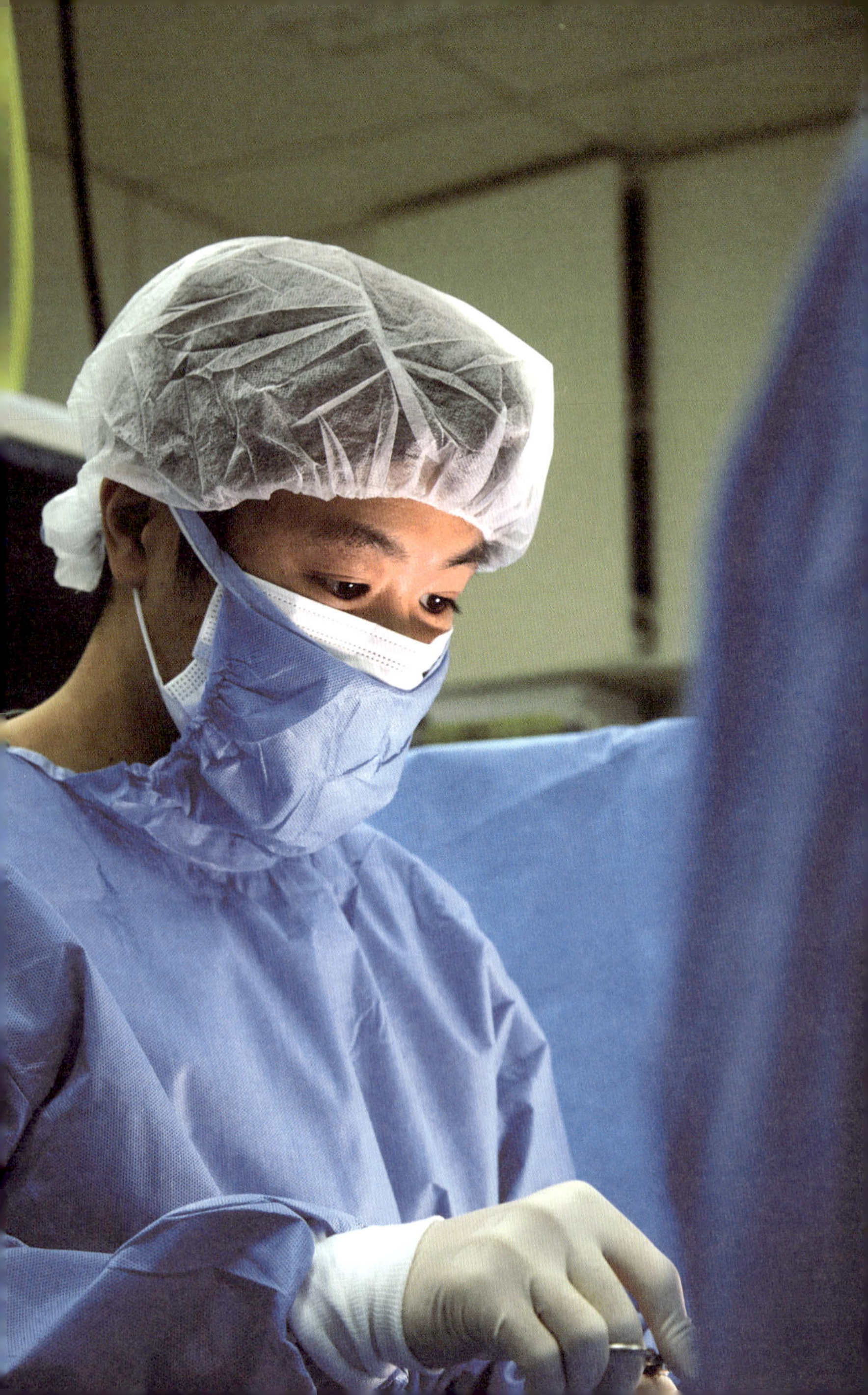

救急に必要な多くの専門医資格を取得

この頃には松岡は、救急医としても確固たるポジションを確立していた。救急はもちろん、麻酔も整形外科もマスターした。勤めた病院では救命救急センターから、手術、麻酔、集中治療室での全身管理も一人でこなしていた。病院側も「松岡には勝手にやらせておけばいい」と考えていた。部下も増えていて、下の医師からも頼りにされた。困った事態が起きれば、必ず松岡が呼ばれた。

この頃、彼はようやく「松岡」という医師ができ上がったという感覚を抱くようになっていたという。

それは言い換えれば、多くの研修先を回って経験と研鑽を積んで手に入れた「救急医としての確固たるアイデンティティ」だった。

その自信の源の一つに、救急に必要な多くの専門医資格を取得したことがあった。

松岡は、研修医時代の経験から、専門分野を持たない救急医は他科の医師からの信頼を得られないことを痛感していた。

だから、救急医療に必要な専門医資格はできるだけたくさん取得しようと考えた。

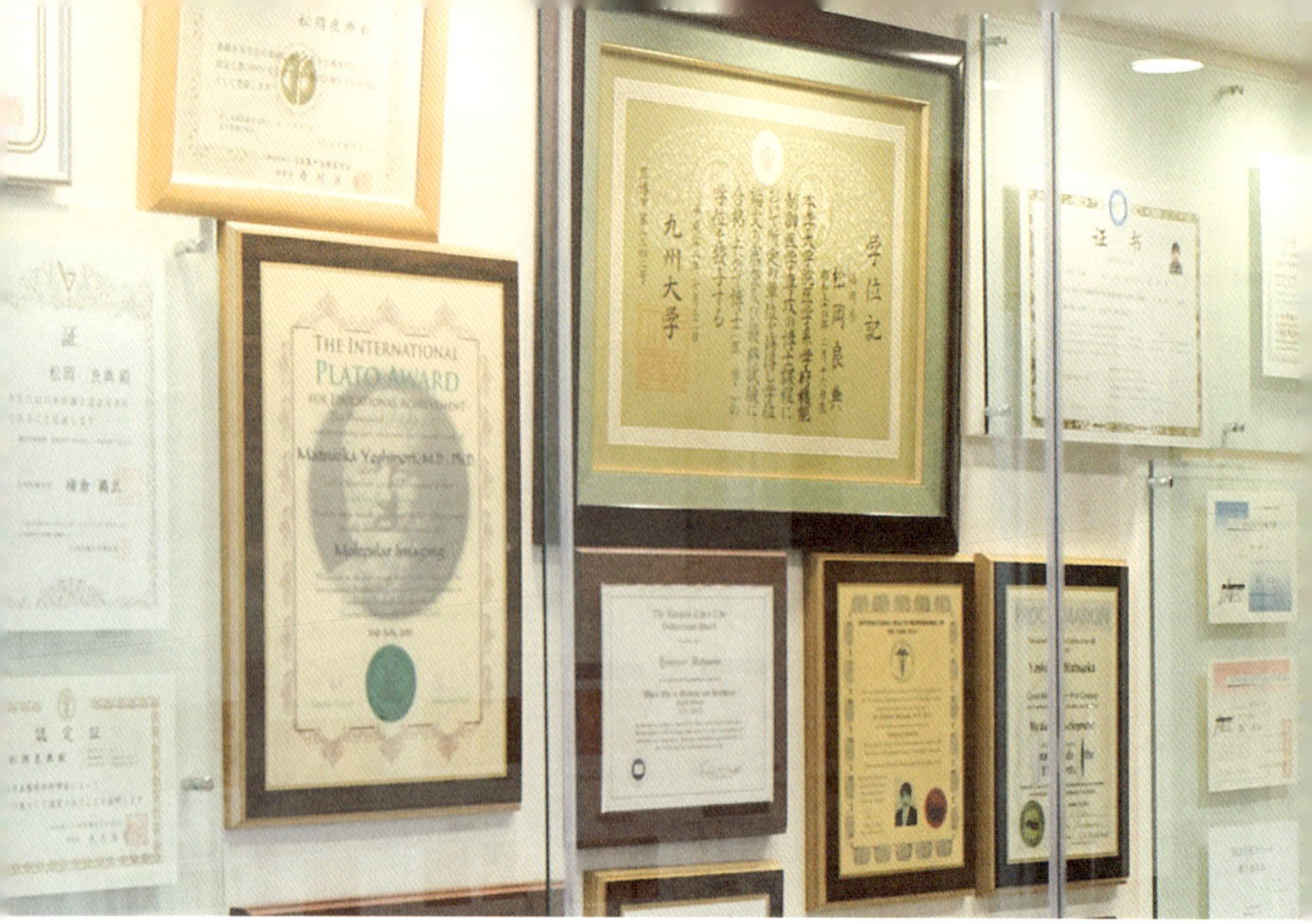

現在、松岡は救急、麻酔、集中治療を中心に全部で9つの専門医資格を持つ。

日本救急医学会専門医、日本麻酔科学会認定医、厚生労働省麻酔科標榜医（前述）、日本集中治療医学会専門医、日本整形外科学会専門医、日本脳卒中学会専門医、日本整形外科学会認定リウマチ医、日本整形外科学会認定スポーツ医、日本医師会認定産業医である。

こうした多くの専門医資格を持つことは、救急医として他分野の専門医への説得力につながる。1人の医師が救急、麻酔、集中治療、整形の専門医資格をすべて持つというのは、おそらく全国を見回しても唯一無二のケースではないだろうか。

これだけの資格を取得するためには、寝る時間も惜しみ、文字通り身を削るようにして勉学に励む必要がある。

「救急医療を担う医師には、多くの領域にまたがる専門知識や技術が必要とされます。広く深く精通したオールラウンドプレイヤーでなければなりません。間違えてほしくないのですが、決して救急は広く浅くではないのです」

さらに、専門医資格だけではない。他にも、救急医療や救命処置に関連する多くの資格を所有している。

JATECインストラクター（外傷初期診療）、JPTECプロバイダー（病院前外傷教育プログラム）、ICLSプロバイダー（心停止に対する蘇生トレーニングコース）、ISLSプロバイダー（脳卒中初期診療）、ACLSプロバイダー（二次救命処置）、BLSプロバイダー（一次救命処置）などである。

学んだ知識と技術を救急現場で生かしたい

佐賀大学医学部では講師として活躍するだけでなく、附属病院の集中治療部門の副部長も務めた。

だが、臨床の仕事はまったくできなくなってしまった。

実際、組織内での仕事が忙しく、臨床に出る時間などなかった。やることと言えば、病院の運営の仕事や会議ばかり。たとえば、集中治療室の決めごとなどをすべて松岡が決めなければならない。そのための会議に忙殺される毎日だった。

スリッパを一足制にするかどうか、靴のままどこまで入っていいか、どこで何に履き替えるか……、会議の中身はそんな瑣末なことにまで及ぶ。

たまに集中治療室で、首の血管から栄養や薬剤を投与するための中心静脈カテーテルを入れたりしていると、「あっ、講師がされているぞ」と部下が慌てて集まってくる。そして、次の日のカンファレンス（医療スタッフが患者情報などを共有するために開く会議）で、「昨日は松岡講師に中心静脈を入れていただきました。ありがとうございました」などと言われる。まるで「とんでもないことをさせてしまった」という感じである。

ドラマや漫画のようだが、現実の話である。どこの大学病院でも繰り広げられている日常だ。

大学病院で講師以上の立場の医師が臨床をやっている姿などまず見ない。ただ、病室を回診して、「うん。ちゃんとやってるね」などとコメントする程度。そういうふうに偉そうにすることで、モチベーションを保っているようなところもあるのだ。何しろ、大学病院の医師は給料は安いし、仕事は会議ばかり。これが俺の目指してきたところか……と最初は誰しも思う。だが、いずれその水に慣れていってしまう。

大学医局のヒエラルキー社会の中に組み込まれると、すでに医師としての仕事は二の次になってしまうのはどこの大学でも同じだ。ポジションが上がるほど臨床からはどんどん離れてしまう。

誤解を恐れずに言えば、医局の頂点に君臨する教授の第一義的な目的は、自分の教室を大きくすることだ。だから、医局員をいろいろな病院へ派遣し、そこでの業績や論文を国内外に発信していく。そして、教室や自分の地位・名声を上げていくのが教授の目論見である。

松岡は上司からこんなふうに言われたという。

「君は若くして講師になって、40歳前には教授になれるから、いまのうちに○○先生のところへ挨拶に行って、何だったらカバン持ちでもしたほうがいいよ」と。

――ああ、カバン持ちか……。

松岡は深くため息をついた。

たしかに、カバン持ちをして教授になっていく人間もいる。だが、松岡とは価値観がまったく違った。

「長い時間をかけてそれまで培ってきた技術は、そこでストップ。大学組織の中に入った途端に臨床から遠ざかることになる。それはとてももったいないことだと思います」

大学の講師となって1年が過ぎた。

もはや限界だった。大学という組織にいることで、救急医としての自分が消えていくという恐怖に襲われた。そして、医師を志した頃の初心に立ち返った。

――自分には大きな組織の管理職は向いていない。やはり僕は学んできた知識や技術を生かして、救急の現場で仕事がしたい。

だが、いまさら大学病院で救急医療をやるのも難しい。かといって、個人病院にもう勤めたくない。

――これまでいろいろやってきた。もう、自分でやればいいじゃないか……。

それまでの人生もすべて自分で決めてきた。誰かに決められたわけではない。また自分の意志で、今度は自分にしかできない新しい救急医療の形をつくろう。そう決意した。

こうして松岡は、「救急クリニック」という新しい形の診療所を開業することになったのだ。

第3章

残されたのは「開業」という選択

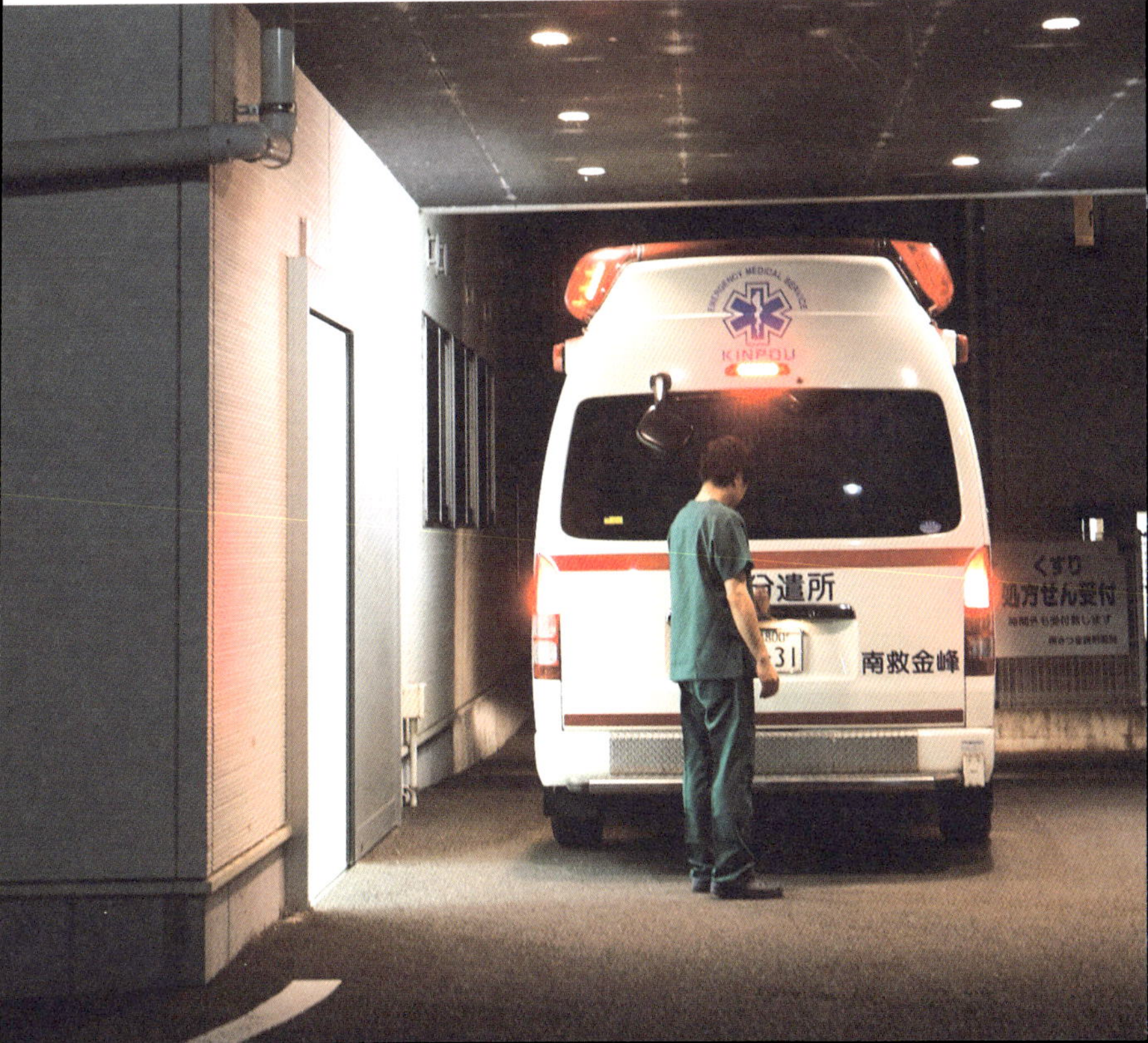

たった一度の人生、やりたいことに挑戦する

もともと松岡は医者の息子でもないし、家が資産家だったわけでもないので、お金もない。開業という選択肢はまったく眼中になかった。

だが、大学や病院に勤めていては、自分の目指す救急医療は実現できそうもない。そうなれば、自分で新しくつくるしかない。そんな結論にたどり着いたのだった。

「救急医療をやっていると、嫌でも人生ということを考えるようになります。誰だってある日突然、事故や病気で亡くなることもある。チャレンジしたいことがあるなら、くすぶっている時間はない。そう思ったのです」

お金のことはたしかに心配だった。失敗して借金を背負うリスクも大きい。

開業のことを真っ先に相談したのは家族だった。妻は「田舎で生活してもいいし、お金はなくても夫がいてくれればそれでいい。うまくいかなければ私も働くから、あなたは好きなことをやって、あなたらしいところを見せてほしい。一緒に頑張りましょう」と言ってくれた。ありがたかった。

これで力を得た。

――たとえ自己破産しても生きてはいける。一度はチャレンジしてみよう。命を取られるわけではないから、別に怖いものはないよな。

救急専門のクリニックというのは、前例のない試みだった。正直言って、どうなるかわからなかった。

それまでの経験と努力で、社会が必要としている医師になれたと思っていた。救急医としての自信もついた。だから、その結果を世の中に問わなければいけないと考えた。

だが、それが世の中に受け入れられるかどうかは、別の話だ。経営もまったくやったことがない。

「ただ、社会全体を見ると、自分はいまの日本に必要だと思う技術を身につけてきたわけだから、それを世の中に問えば人は必ず集まってくるはずだとも思いました」

だが、開業について知人の医師に話すと、例外なく「ばかじゃないの」という返事が返ってきた。救急クリニックなんて成立するわけがないと一笑に付された。

救急は儲からないし、採算が合うはずがない。仕事はきついから体を壊すだろう。否定的な意見ばかりだった。

医師の多くは開業を〝あがり〟と考えている。長く安月給でこき使われてきた勤務医におさらばし、これから稼いで、休みも増やそう。ゴールデンウィークと正月には海外旅行に行くぞ。

そんなイメージを持っている。

好きこのんできつい仕事に身を投じる開業など信じられないだろう。

「結局、やりたいからやる。好きだからやる。それだけのことなんです。私はこれからの人生、すべてをかけても理想とする救急がやりたいのです。自分に言い訳をして、嘘をつきながら人生を送りたくはありません」

妻の実家近くの過疎の町で開業を決意

開業に向けての準備として、最初に取り組んだのは場所探しだった。場所が決まらないとクリニックのイメージがつかめないからだ。

最初から決めていたのは、医療過疎で医師の少ないところで、しかもある程度馴染みのある土地で開業するということだった。

長く勤務していた福岡には馴染みがあったが、福岡は医師が過剰だった。九州大学、福岡大学、久留米大学、産業医科大学など医学部がたくさんあるからだ。出身地の久留米も考えたが、久留米大学医学部の卒業生の8割以上が開業する。そういうところは救急体制もある程度整っている。

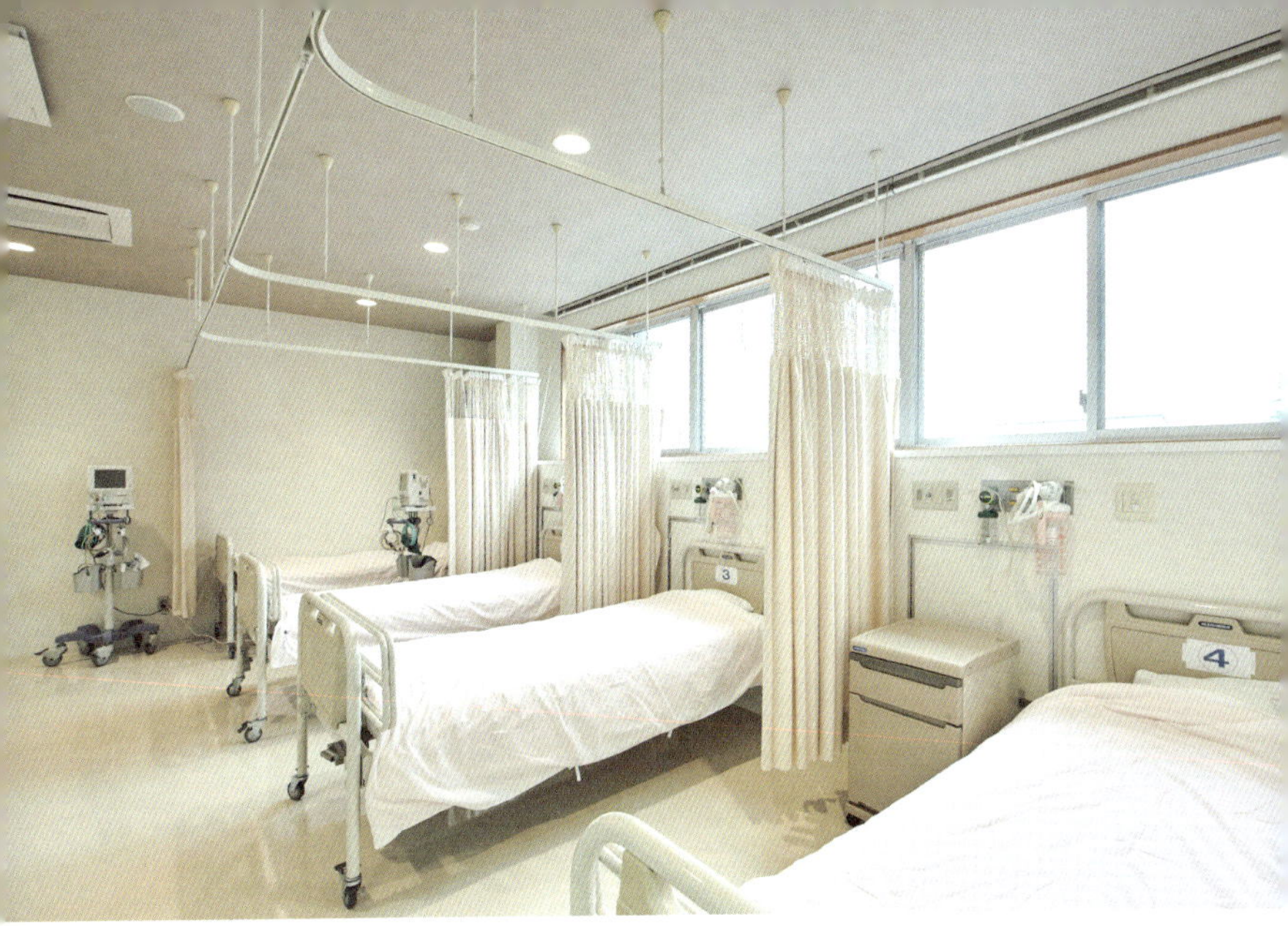

最終的に決めたのは、妻の出身地である鹿児島県枕崎市から車で30分ほどの、南九州市川辺町だった。

「自分の地元や馴染みのあるところがダメなら、妻の実家のある鹿児島かな、と。その程度の感覚でした」

南九州市の医療情勢はわかっていた。病床過剰地域ではあるが、夜間・休日の救急患者はほぼ断られ、1時間かけて鹿児島市内の病院に搬送されることが少なくなかった。とくに、川辺町は高齢化が進む医療過疎の町だった。

救急医療に困っているのは間違いなかった。近所の人の話を聞いても、「夜は診てもらえる病院がない」と口を揃える。人口は少ないが、うまくいくのではないか。そう思えた。

近くに救急対応できるような大きな病院はな

い。救命救急センターのある鹿児島市内までは車で1時間近くかかる。薩摩半島の中央部にあたるこの川辺町で開業すれば、診療圏が広がり、多くの患者を助けることができると判断したのだった。

クリニックを建てる具体的な場所については、不動産屋などには相談しなかった。松岡自身が車で通っている道路沿いで探した。自分の感覚で選んだのだ。そして、「この場所がいいな」と決め、自分で土地の持ち主に交渉した。

松岡救急クリニックの隣には24時間営業の大きなスーパーマーケットがある。

「そんなスーパーの隣で開業すれば、スーパーに来る人がいつも目にするだろう。そんな安直な思惑もありました」

土地が決まると、銀行からの借り入れのために事業計画を策定した。その際、銀行は診療圏調査の結果の提出を求めてきた。

一般に、診療所の診療圏（2次診療圏）は半径2キロ以内と言われる。開業にあたっては、この半径2キロを目安にどのくらい外来患者が見込めるかを推計する診療圏調査が行われることが多い。医業経営コンサルタントなどに相談すれば、必ずそういう話を持ち出してくる。

だが、松岡は「医療過疎地では2キロ以内の診療圏調査などまったく意味をなさない」と断じる。そもそも、半径2キロ以内に他に診療所がなくても、その半年後にはできるかもしれない。そんなことを考えるのは無駄なのだ。

「開業するのは私です。不動産会社もコンサルタントも責任を取ってくれるわけではありません。もちろん、アドバイスは聞きますが、最終的に決めるのは自分です」

とはいえ、銀行に提出を求められたので、やむなくコンサルタントに診療圏調査を依頼した。その結果、半径2キロ以内に患者は2名。1日に10名来るかどうかという見込みだった。もちろん、銀行は難色を示した。

だが、松岡は強気だった。半径2キロ以内が診療圏というのは従来の一般的な診療所の場合である。救急クリニックであれば、診療圏は広く取れると確信していたので、融資を受ける銀行にもそう言って根気強く説得した。

銀行は相手が返済できそうかどうかを値踏みするわけだが、新しい形の事業だから採算などははっきりわからない。すると、銀行は〝人〟を見るようだ。松岡の「いままでにないクリニックをつくりたい」という懸命の熱弁が最終的に山を動かした。

実際、冒頭に記したように、いま松岡救急クリニックには毎日200名以上の患者が訪れる。診療圏調査などまったく意味がないことを実績で証明したのだ。

融資を受けられることが決まると、銀行はなるべく早く開業するように求めてきた。後述す

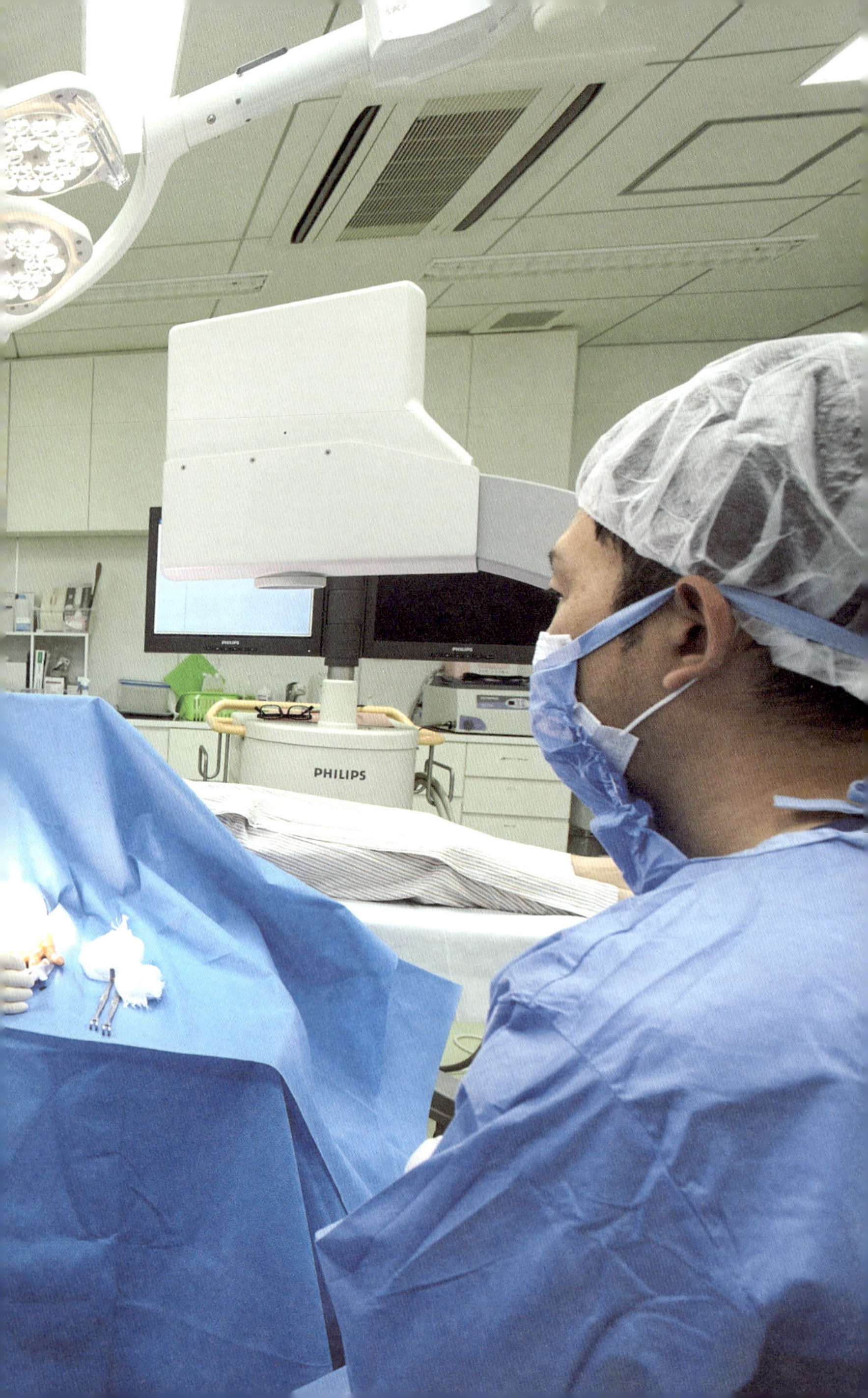
PHILIPS

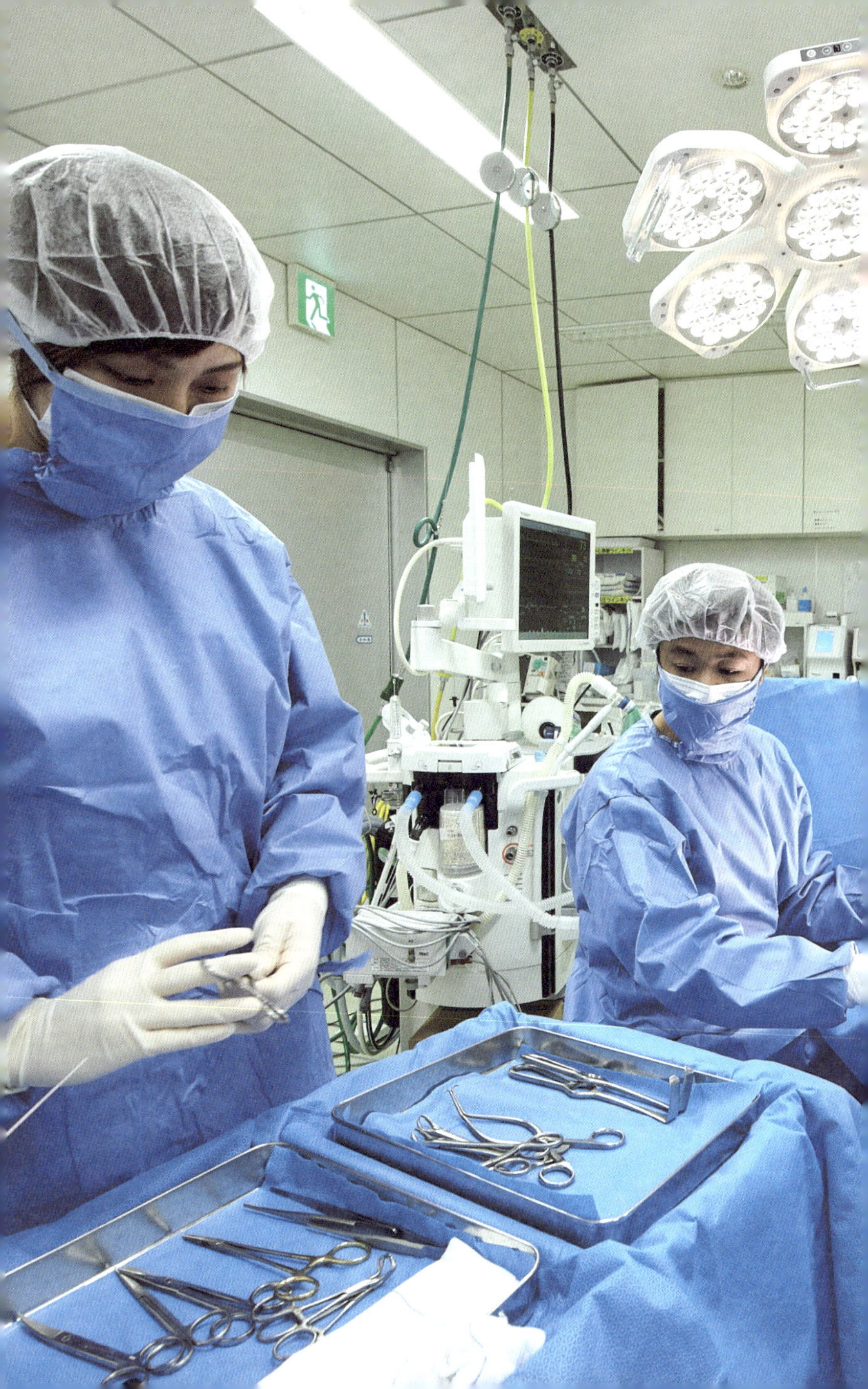

るが、年齢が若くないと融資できる金額ではなかったからだ。歳を取ると健康上の問題も出てくるから、銀行は融資を渋る。若いほうがたくさん借りられるのだ。松岡はこのとき30代前半だった。開業の準備を急ぐ必要があった。

だが、事はそう簡単ではなかった。

数年かけて救急告示病院の認可を得る

救急クリニックを開業するには、行政（鹿児島県）から「救急告示医療機関（救急告示病院）」の認可を得る必要がある。その条件がいろいろと厳しい。

クリニックの土地は1000坪の面積がある。救急告示病院の認可を取るためには、建物はこのくらいの広さが必要で、救急室があること、救急車がアプローチする道路を駐車場と分けてつくらなければいけないなどの構造設備に関する条件がある。そうなると、1000坪近くの広さは必要になってくるのだ。

病床の問題もあった。救急告示病院には救急専用の病床がなければならない。一時入院の必要があるからだ。

ところが、新規開業の病床を鹿児島県では認めていなかった。医療費の問題で国もベッドを

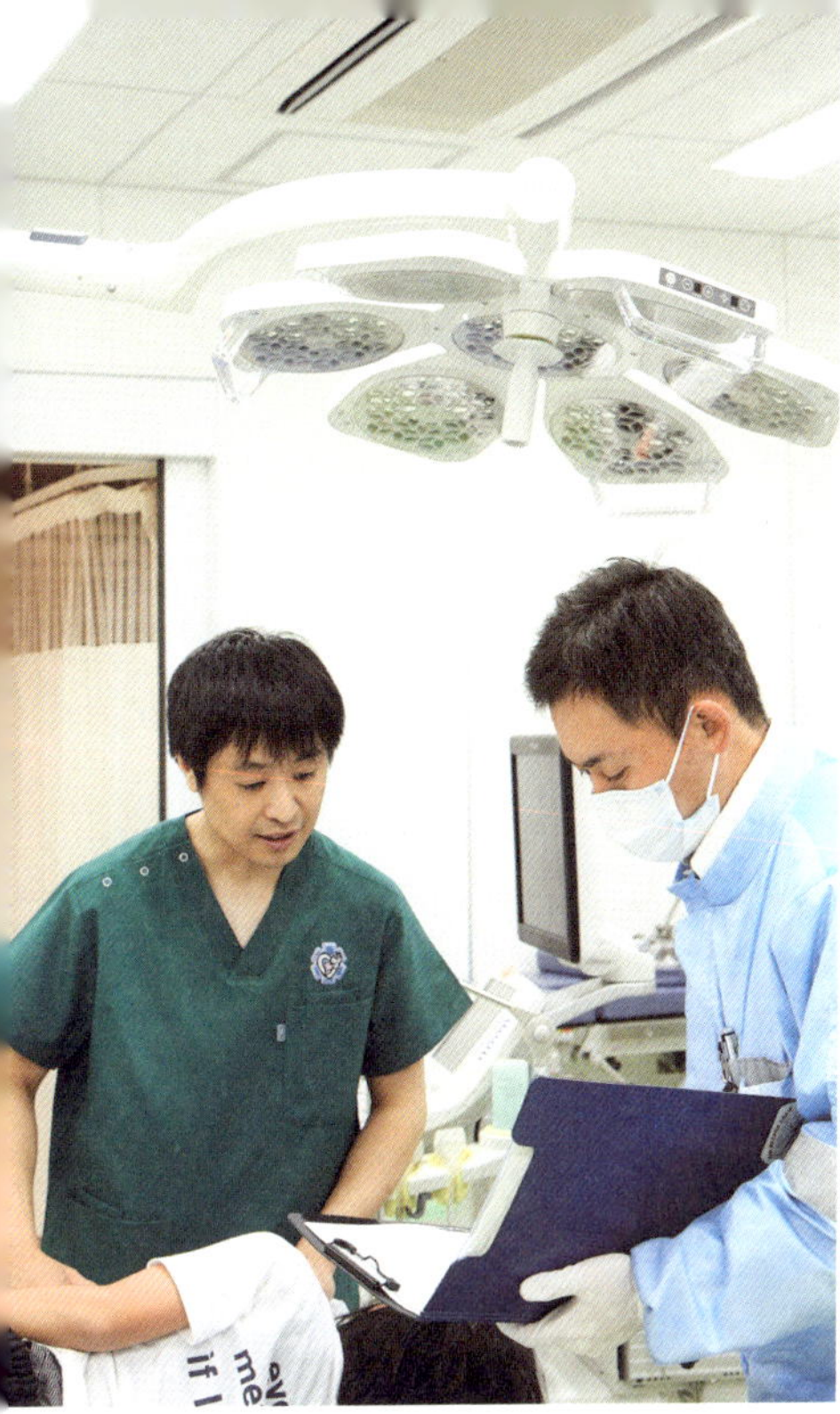

減らす方針であり、認められるのは「特例診療所」だけだった。特例診療所というのは、それぞれの地域の医療ニーズに応じて設置が認められる診療所だ。特例診療所であれば、新たな病床をつくることができるというのだが、鹿児島の場合、それは小児科と産婦人科だけだった。

そこで、松岡は「救急も入れてくれ」と行政側に交渉した。銀行融資の際と同じように、「こういうことがしたい」と関係各所の説得に回った。最終的に、県医師会長が許可を出し、県の会議にかけられて県知事の許可が得られ、救急科も特例診療所に認められた。

実は、この鹿児島県の例を見て、全国的にも特例診療所に救急科が入るようになった。もっとも、救急クリニックで特例診療所を申請しているのは、全国でも松岡救急クリニックだけである。

結局、救急告示病院の許可を得るまでには2年近くかかった。その間、松岡は民間の救急病院でアルバイトをして食いつないだ。

特例診療所の認可が下りないことには救急告示ができないし、クリニックの建物をつくるわけにはいかない。病床が必要なので、図面が違ってくるからだ。救急告示病院を取るか取らないかは大きな違いだった。救急告示病院になると県の災害システムにも組み込まれるし、公的な意味合いがまったく異なってくる。救急告示病院となり、ようやく銀行の融資が下りた。建築の入札などはすべて終わっていたので、許可さえ下りればすぐに工事にかかれる状況だった。

こうして、最終的に開業にこぎ着けたのは準備を始めてから2〜3年後だった。

いつでも何でも受け入れてこそ「救急」

繰り返すが、松岡救急クリニックは24時間365日、救急患者を受け入れている。患者を絶対に断らない——。それが開設時からの一貫したポリシーだ。救急医療の現場を少しでも知っている人間なら、これがどれほど凄いことなのか容易に想像がつくだろう。

だが松岡は、「覚悟すればできます」と事もなげに言う。

開業当初、医師は松岡1人だった。その毎日を思うと、絶句しそうになる。よくも体力が持ったものだ。

「幸い、最初から収支が健全で、半年後には医師を雇用することができるようになりました。開業以来、これまで1件も患者を断らずに救急患者を受け入れています」

実は、当初は夜間の救急医療を中心にトリアージ（重症度・緊急度に応じて治療優先度を決めること）を行うクリニックを想定していた。だが、夜間だけでは患者数が見込めず、経営が厳しくなることが予想された。そこで、日中の急病や怪我の診療も行う方針へ変更したという経緯がある。

「そもそも、急病や怪我は時間外だけに起こるわけではなく、24時間いつでも発生する可能性があります。17時以降に発生した急病・怪我を『救急患者』としているのは、医師の勝手な都合によるところが大きいのです。夜だけ救急を受け入れているクリニックもあるようですが、それは救急クリニックではなく、夜間診療所に過ぎません。24時間365日、急病に対応するのは、『救急』を冠するクリニックとしては当然のことだと思うのです」

24時間365日対応とするために、クリニックの2階を自宅とし、泊まり込みで診療に当たることにした。

松岡の自宅は福岡にある。開業にあたり、妻は「お金はなくても、夫がいればいい」と言ってくれた。だが結局、松岡はいまも家にはなかなか帰れない。

もっとも、〝24時間営業〟で患者を受け入れることは決めたが、最初から完璧を求めるのはやめた。目標をいきなりすべて達成することはできないと思っていたが、徐々に診療圏を広げていって、最終的には薩摩半島全体をカバーできるようにしたいと考えていた。

「医者に実力があれば、遠くの患者も集められるはずです。どれだけ診療圏を広げられるかは自分次第だと考えていました」

実は、松岡救急クリニックのある場所の周囲は畑で、新規の開業など考えられないような場所だった。それどころか、これまであった医療機関も撤退していき、どんどん減っていた。「本当にこんなところにクリニックができるの？」という住民の声をよく聞いた。

だが、地鎮祭のときにはたくさんの人たちが集まった。前の道路に車が並んで渋滞したほどだった。松岡はそれを見て、開業したらうまくいきそうだと感じた。銀行の人もそう思ったようだった。

松岡救急クリニックができるまで、この町の病院では夜はまったく患者を受け入れていなかった。というよりも、医師は鹿児島市内に自宅があり、夜はみな峠を越えて鹿児島市内へ帰ってしまうのだ。救急告示病院でも夜間に医師は不在で、電話には出るものの患者は断っていた。だから、患者は夜間は遠くの病院まで行かなければならなかった。

実は、松岡救急クリニックが開業して以来、機械の入れ替えなどのために、初めて一度だけ

図3　来院患者の疾患分布（2018年度）

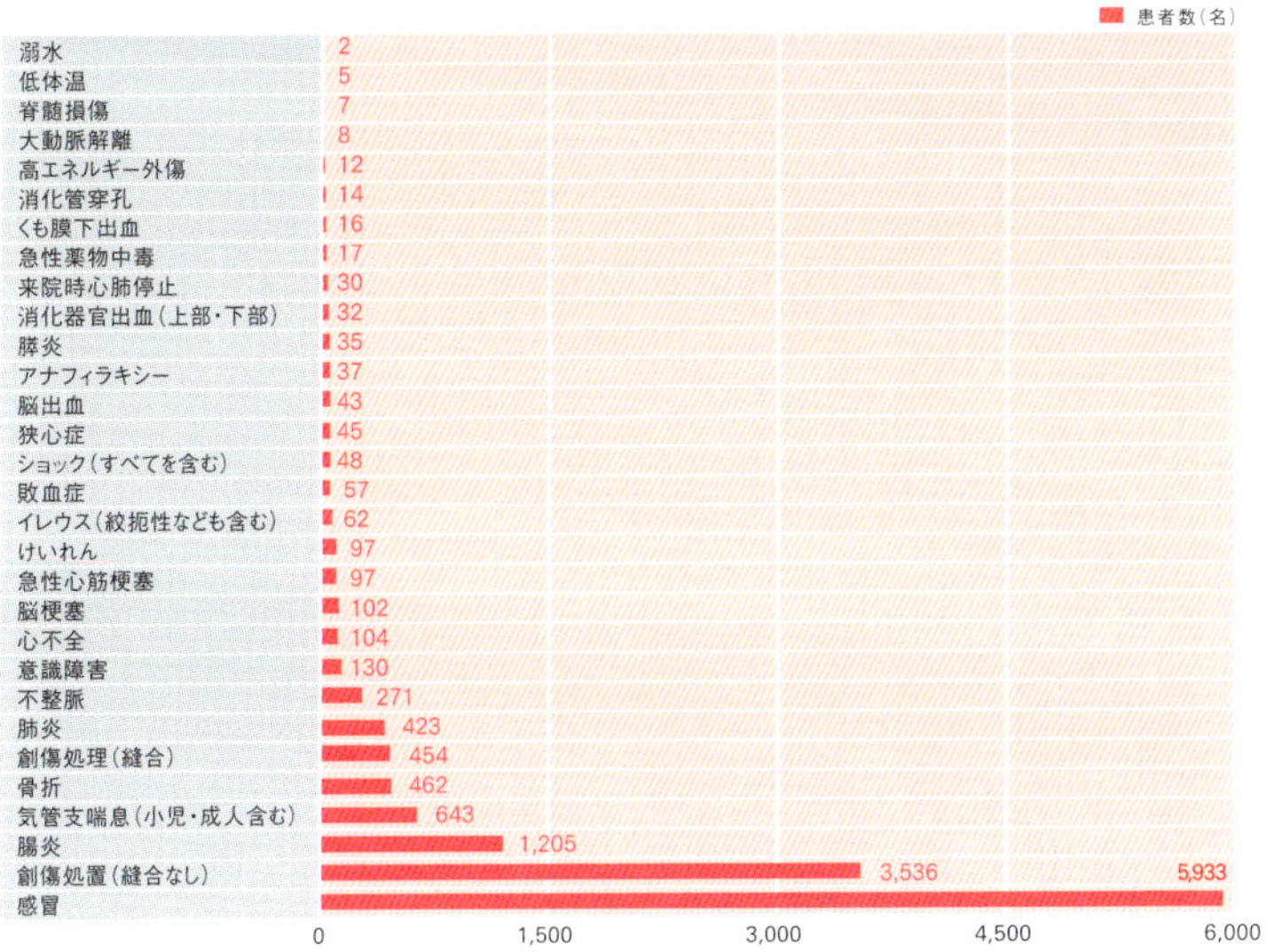

休診にしたことがあった。事務員だけは待機させていたが、休診の告知をしていたのに患者が来てしまった。そこで、輪番の医師に電話で問い合わせたのだが、全員から断られ、結局は鹿児島市内に搬送することになった。それで、「松岡救急クリニックが開いていないとダメだ」という話になった。

「当院はコンビニエンスストアのように24時間いつでも開いているし、病気の種類に関係なく何でも処置をします」

患者にしてみれば、これほど至れり尽くせりのクリニックはないだろう。

救急病院の中には、夜間の電話相談を行っている施設もある。だが、それに対して松岡は「夜間の電話相談はNG」と語気を強めた。

「適切な診療科に割り振るので電話をかけてくれという病院がありますが、割り振るためには自分で診なければなりません。患者に電話をさせるのではなく、自分で診察すべきなのです。だから、当院では患者に『いつでも開いているから、電話はかけてこなくていいです』と言ってあります」

軽症から最重症まで、新生児から超高齢者まで

松岡の考えるプロの救急医とは「的確な診断を行い、最後まで治療できる医師」だ。

「安易に専門医へ任せればいいという発想では、救急医全体のレベルが低下します。正しく診断して、最後まで責任を持って治す。それが本来の救急医の役割です」

これは全国的な問題だが、とくに鹿児島では医師が「自分の専門外は診ない」という習慣が根強いという。

たしかに、急に発症した重篤な疾患や事故などによる多発外傷など、重症患者になればなるほど、その道の専門家でなければ対応できないケースが多いだろう。そのため結局、救急受け入れを要請された病院側としては、「このケースは当院のどの専門性にも当てはまらないので、

お断りせざるを得ません」という話になりがちだ。

だが、救急患者には自分で医師を選んでいる時間はない。だから、「たらい回し」や「受け入れ困難」という事態が起こってしまう。

もちろん、論外ではあるが、「面倒くさい」という理由で病院が受け入れを断ることもある。救急隊にしても、「この病院に」と判断して受け入れ要請をしても、病院からは断られる。つまり、医師の側から患者が選別されているという実態があるのだ。

これが日本の救急医療体制の現実である。

しかし松岡救急クリニックでは、軽症から重症まで、そして新生児から超高齢者まで、すべての患者を受け入れる（109ページ図3）。これが同クリニックのもう一つのポリシーだ。

「そういうシステムを絶対につくらなければいけないと思っていました。軽症患者だけを診て、重症患者は受け入れないというのは救急医の矜持に反します」

松岡の言葉に熱がこもる。

比較的軽症の患者はもちろん、肺炎や軽い脳梗塞などの中等症でも院内で治療が完結する。手術室も完備しており、整形外科手術を中心にレベルの高い手術も手がける。術後、必要であれば集中治療も行う。

もちろん、それでも手に負えない重症や最重症の3次救急患者も搬送されてくる。3次救急も受け入れることを決断した時点で、すべてを同クリニックで自己完結するのは不可能だと考えていた。

そこで、そうしたケースでは、まず同院で的確な診断を下した上で、該当する専門医のいる鹿児島市内の病院へ紹介し、1時間ほどかけて搬送する。該当病院には前もって連絡を入れておくので、搬送中に受け入れ準備が進められ、時間のロスなく手術が始められる。

その際、診断をつけるとともに、緊急処置を行って救命し、専門医のもとへ到着するまでの患者の安全を担保するとともに、後遺症などのリスクを回避する。

前述した「バイパス搬送」のシステムである。救急クリニックとしてのレベルが高いと、こうした中継地点としての役割を果たすことができるようになる。それによって地域の救命率は劇的に上がるわけだ。

「しっかりと診断した上で、それぞれの専門医に紹介すれば、病院側も受け入れてくれるのです。断る理由がありません。たとえば、『胸が苦しい』ということでハートセンターに受け入れ要請があっても、『本当に心臓の病気ですか？　肺ではありませんか？　脳に血栓が飛んだ可能性もありますね』などと言われがちです。自分の専門領域以外は診たくないからです。

しかし、明らかに心臓の問題だと診断がついていれば、受け入れざるを得ません。とくに専門病院ほど、本当に自分たちの専門領域の患者だとわかった途端に積極的に受け入れてくれま

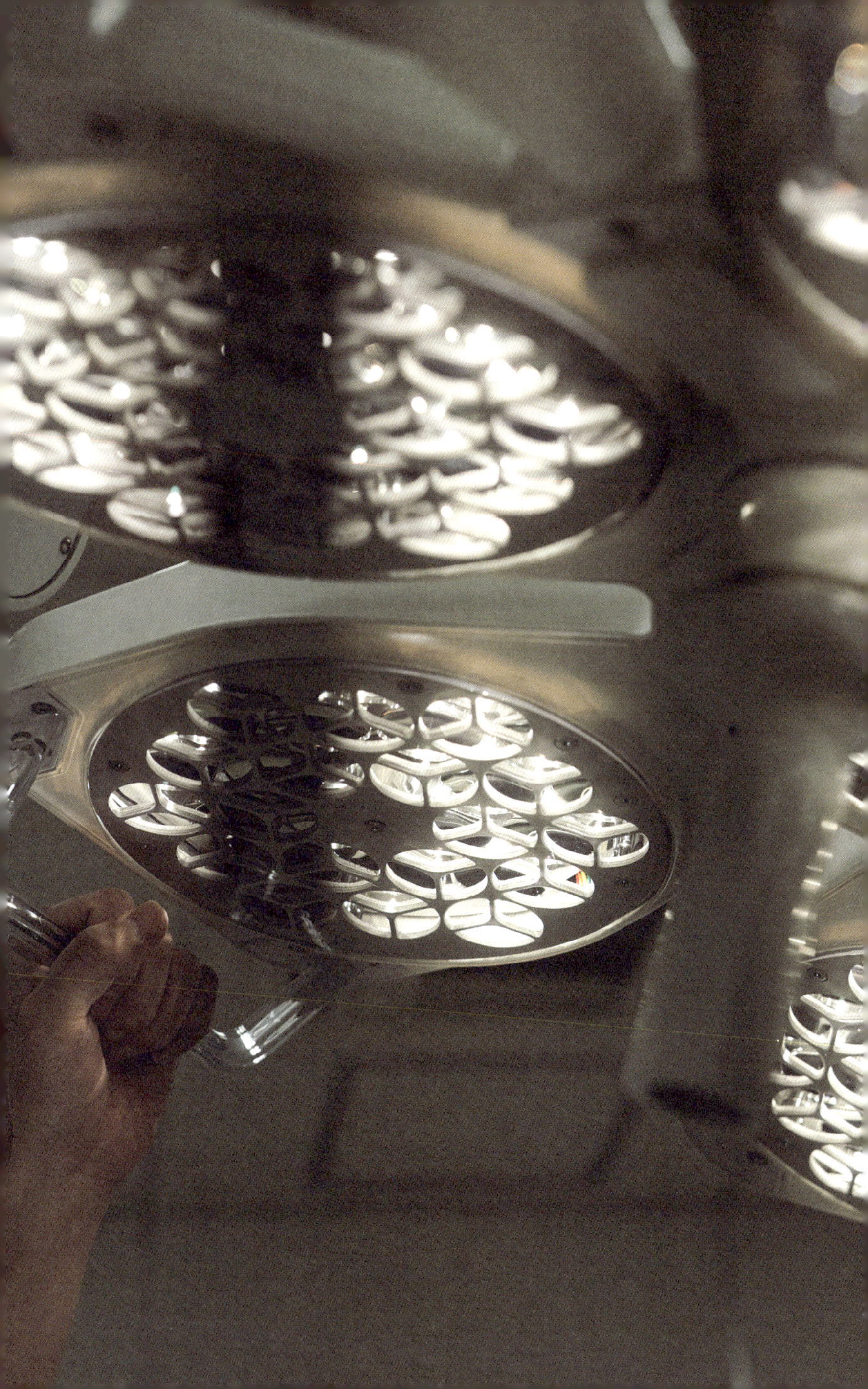

す。治療実績になりますから」

連携先の確保も必要だった。それはクリニックができてから徐々に探していった。現在、脳外科、心臓血管外科、多発外傷などの手術が可能な外科系、高齢者の肺炎など内科系、整形外科などの連携先を確保している。

紹介する連携先はどんな病院でもいいというわけではない。信頼できる病院でなければ任せられない。信頼できるかどうかは、連絡した際の返書の内容や言葉づかいなどでわかるという。

だが、転院先の実力以前に重要なのは、送り出す側の救急医の診断と治療の実力だ。そして、診断・治療の質を高める不断の努力も欠かせない。

たとえば、画像診断についての読影力（画像を見て診断する力）を高めるために、松岡は転院先の専門医から結果の返事を受け取ると、それを自分で再度チェックし、画像を見直して復習するという。このようにして診断の質を上げていっているのだ。

「本当の救急医というのは、すべての病気や怪我に対して、それもすべての緊急度・重症度の患者の診断と初期治療に対応できるオールラウンドプレイヤーでなければなりません」

そのためには、当然ながら、広範囲にわたる高いレベルの知識と技術を維持することが必要になる。

松岡はいまも、出張の移動時間などには寸暇を惜しんで勉強に励んでいる。医学は日々進歩している。「常に知識のアップデートをしていかなければ」という危機感がそうさせるのだ。「自分の勉強不足で患者に不利益を及ぼすことは絶対にあってはならない」と松岡は事もなげに言う。

そう考えたとき、「はたしてここまで実践できる救急医がどれほどいるだろうか？」という素朴な疑問に突き当たる。松岡救急クリニックは、彼のキャリアと努力が見事に結実した唯一無二のクリニックなのである。

4億円を借り入れて高度検査機器を導入

前述したように、救急告示病院の許可を取るためには、超音波やCT、X線などの画像診断機器や採血のための設備などを揃えなければならない。

だが、松岡はそのレベルの設備では不十分と考えていた。すべての救急患者を受け入れるクリニックである。その上で正確な診断を行うためには高度な検査機器が必要になる。

そこで同院では、16列マルチスライスタイプのCTや0・3テスラのオープン型MRIなど、

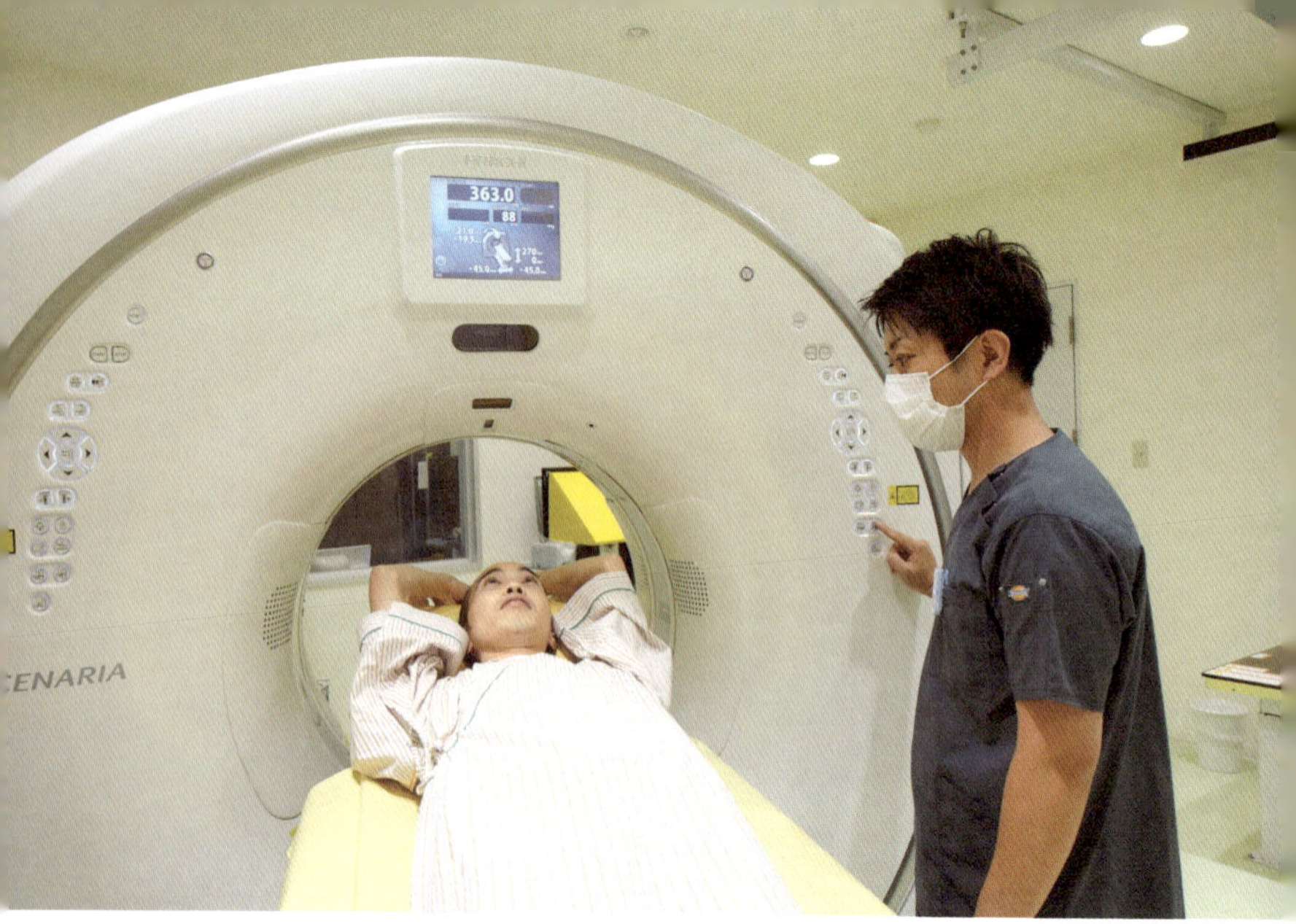

クリニックとしては全国でも類を見ない最新の画像診断機器を導入した。

　さらに、これらの撮影を行う診療放射線技師を雇用する体制づくりも行った。土地・建物に加え、それらのリース契約も含めて借り入れ総額は4億円に上った。

　銀行からは4億円借りるなら担保が必要だと言われた。それで担保をかき集めた。妻の父親は、地元地域のためになるならと保証人になることを快諾してくれた。

「借財のあまりの大きさに、正直、プレッシャーも感じました。経営が立ち行かなくなったらどうなるのだろう。そんな恐怖も覚えました。しかし、救急患者を速やかに検査して診断を行い、治療の方向性を決めて専門医に紹介するためには絶対に必要な機器です。ここを妥協するわけにはいきませんでした」

クリニックの2階を自宅としたのも、多額の借金返済のためという側面もあった。

「たとえ収入が少なくても、医師1人であれば最悪、自分を無給にすれば経営は成り立つと考えたのです。それに患者が少なければ、それほど体力も消耗せずに診療を続けられるし、忙しくなったら人を雇えばいいから成立するだろうと楽観的に考えていました」

借金の額があまりに大きいので、当初は患者が1日50人来ても赤字だろう、70～80人来れば何とか返済できるかもしれないという厳しい予測だった。

だが、そうした予想はプラスの方向へ裏切られた。毎日多くの患者が受診したことで、何とか返済の目途がついた。

クリニックだからこそ救急医療向きの設計が可能

松岡救急クリニックは、「救急医療を効率的に行う」ということから逆算した設計・レイアウトになっている。

開業当初、医師は松岡1人だったので、患者が搬送されてきたら院内をあちこち動き回らなければならない。そのため、救急処置をしながら、病室を見たり診察もできるようにコンパク

ト な設計にした。廊下はなるべく減らして、部屋同士をつなぐようなつくりになっている。そのおかげで、到着した救急車から患者が搬送されてくる様子をチェックしながら、別の患者を診察したりするといった〝マルチタスク〟が可能になっている。

画像検査に関しては「連続して撮影できることが大事」だという。救急患者は当たり前だが急を要する。とくに急ぐ場合には連続撮影が必要になる。

したがって、救急処置室に入って処置を行い、扉を開けたらそのままCTやX線撮影ができて、その隣にはMRIがあるというレイアウトになっている。

総合病院などでそういうつくりにするのは難しい。CTやMRIは救急用ではないので、普通は地下などの放射線部というところに設置されている。患者はそこまで移動して撮影して診察室に戻ってくるという形が一般的だ。

画像検査を集約的に行えるようなこうした設計は、救急に特化したクリニックだからこそ成立している。

「救急医」と「かかりつけ医」は一体

すでに述べたように、松岡救急クリニックは救急（急性期医療）に特化しているが、日中は一般の外来診療も行っており、地域住民のかかりつけ医として慢性期医療にも対応している。

かかりつけ医としての役割は幅広く、がんの発見、血管病の予防（高血圧、脂質異常、糖尿病の管理）、整形外科、脳外科、循環器科、呼吸器科、一般内科外来、小児外来、専門外来（リウマチ、漢方など）、外傷、健診へと及ぶ。

実は、一般外来診療も行うという決断の裏には、経営的な事情もあった。

「断らない救急」を実践するには、マンパワーを確保し、過度な負担を強いることなく、スタッフに働いてもらわなければならない。そのためには、クリニックの経営状態を安定させる必要があった。

そこで、救急を専門としながら、平日の日中は一般外来診療も行うことにしたのだった。外来診療を行うこともまた大切な地域貢献であり、この外来診療を経営の軸とし、少人数によるコンパクトな運営体制をとった。

この外来診療の医療収入によって、何とか経営的に見通しが立ったのである。

救急医療に加えて、この一般外来診療を続けているうちに、松岡は次第にこんなふうに考えるようになった。

「救急医とかかりつけ医は一体のものではないかと思うのです。両者を分けて考える必要はありません。まずは、どんな症状でも受診できるクリニックをつくる。そして、そこで診断の決

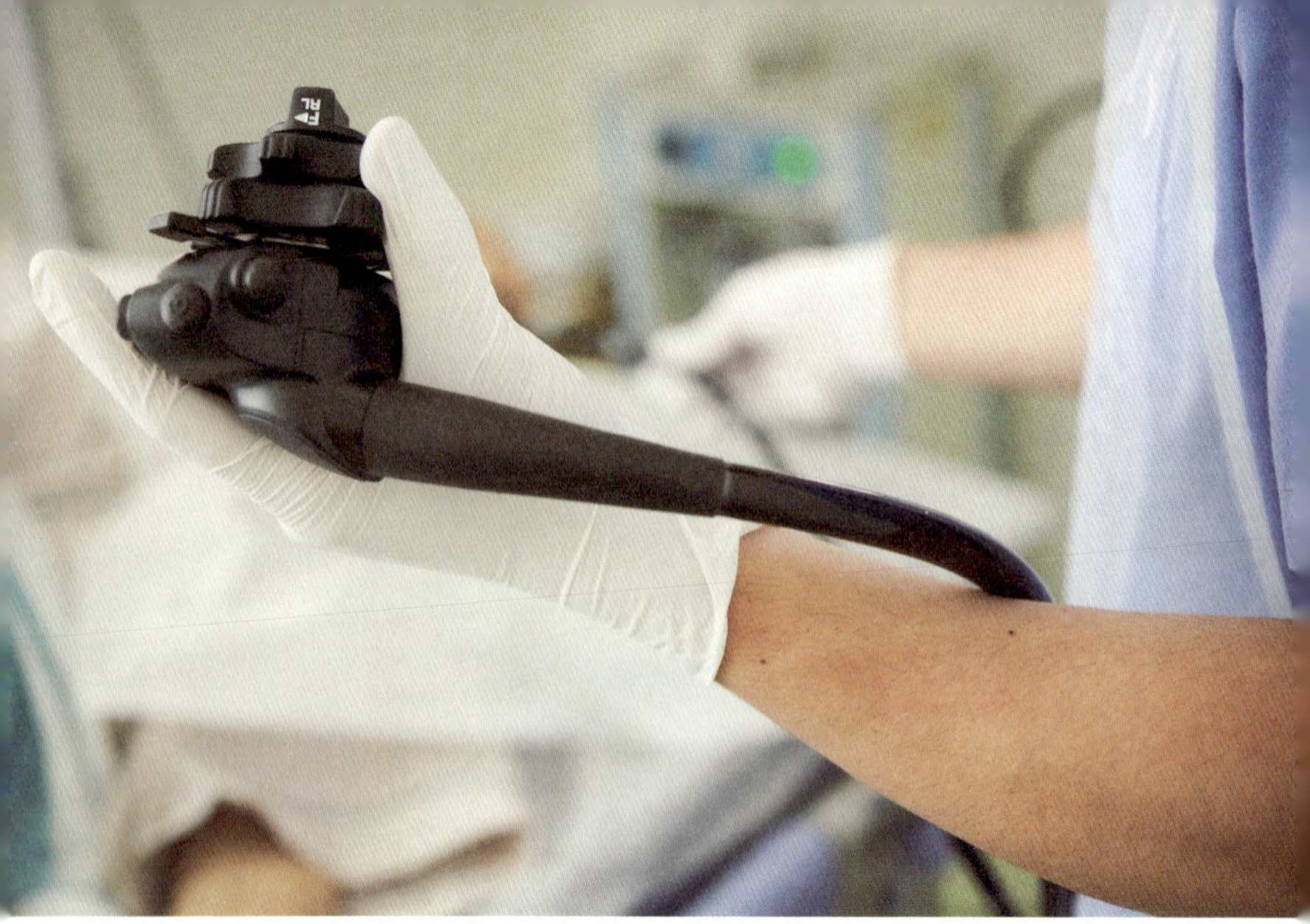

め手となる高度医療機器を使いこなせる医師を集めることができれば、24時間あらゆる患者のニーズに応えることのできる医療機関が完成すると思うのです」

救急医療と慢性期医療の組み合わせは、相反していると思う人もいるかもしれない。だが、松岡の中では何の矛盾もない。

患者はそのときどきの事情に応じて必要な医療を求めてくる。すべてが1か所で解決できるのであれば、これほど助かることはない。松岡は、「私は地域のかかりつけ医であり、同時に救急医です」と誇りを持って自称している。

「最初は自分の救急医としてのスキルが地域で受け入れられるかどうかを考えて始めましたが、それだけにこだわっていると独りよがりになりがちです。地域が求めているものが何かを把握した上で、クリニックの立ち位置を決めていくことが大事です」

一般外来診療を行えば、大したことのない軽症患者もたくさんやってくる。そこで医者は「なんでそんなことで来るんだ」と思いがちである。しかし、患者にしてみれば、誰もが自分の症状を真剣に心配しており、いますぐ答えが知りたいのだ。

「どんな症状でも患者にとっては急病なのです。軽い症状でも重い症状でも、患者の困っていることに対して解決策を出すのが医師の仕事です」

どんなに軽い症状の患者でも、訴えを丁寧に聞いて親身になって対応する。異常がなければそれに越したことはないし、専門家が根拠を持って話すことで心の不安が解消される。「それも治療の一つだ」と松岡は言う。

「患者の悩みを聞いて解決し、帰るときに『話してよかった』と言ってもらえるとやはり嬉しいものです。その積み重ねで毎日を送れるのは幸せなことですし、とてもやりがいがあります。患者が受診してもしなくても、それとは関係なく、心に安心感を与えられる。それが救急クリニックの仕事の到達点だと思います」

患者のために——。松岡はよくそう口にする。それが彼にとって医療の原点だからだ。

もちろん、医療へのモチベーションを問われればほとんどの医師は「患者のために」と答えるだろうが、実はそれが建前であることも少なくない。だが、松岡は本気でそう思っているの

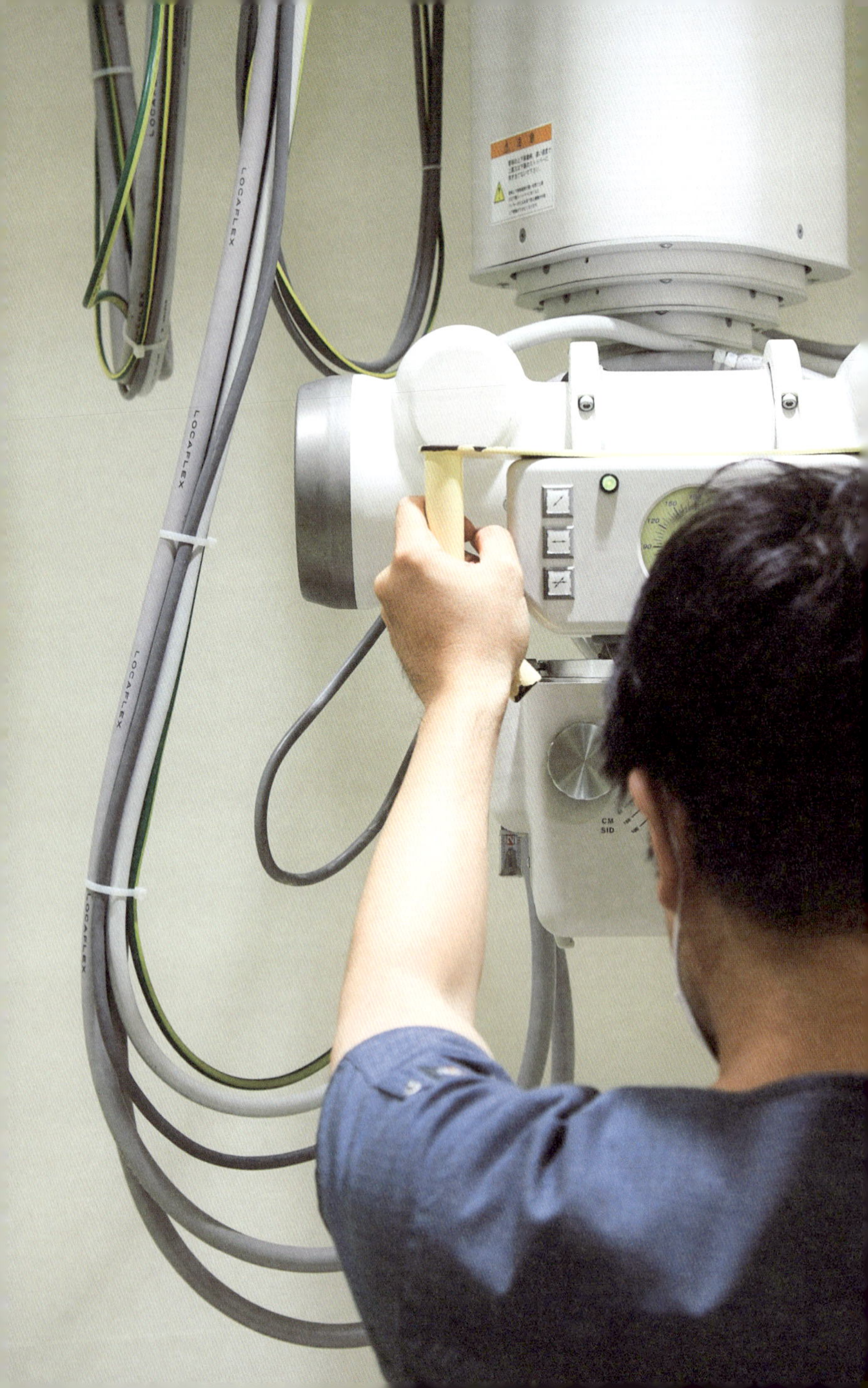
LOCAFLEX
CM
SID

だ。そして、そんな思いは患者へも真っ直ぐに伝わる。

現在では、薩摩半島の反対側からフェリーで半日かけて通院してくる患者もいる。患者は医師を見る目に長けている。医療の質が高く、親切・丁寧に話を聞いてくれる医師を患者は放っておくわけがないし、地域の信頼度は否応なく高まる。

松岡救急クリニックで3度も救命された患者

ある日、60代の男性の患者Aさんが歩いて松岡救急クリニックへやって来た。クリニックから歩いて20分ほどのところに住んでいる人だった。

話を聞くと、頭痛があり、近くの診療所に行って頭痛薬をもらったが、痛みがまったく治まらないのでおかしいと思って受診したとのことだった。

MRIなどの検査を行ったところ、くも膜下出血であることが判明した。すぐに連携先に連絡を取り、市内の病院へ搬送した。その日のうちに手術が行われ、一命をとりとめた。

松岡は言う。

「歩いてきたから大したことはないと考えがちですが、それは違います。一見、それほど調子が悪いとは見えなくても、実は重症であることは珍しくありません。救急医療は奥が深い。

日々、新たな発見があります」

くも膜下出血を起こす人は、高血圧、高脂血症、糖尿病などの生活習慣病を併せ持っていることが多く、血管の病気を次々と起こしていくことも少なくない。松岡救急クリニックがかかりつけになり、高血圧などの治療が始まった。そして、松岡はAさんに「危険な状態になる可能性もあるので、くれぐれも注意するように」と話した。

悪い予感は当たった。しばらく後に「胸が苦しい」と松岡救急クリニックに救急車で運ばれてきた。今度は心筋梗塞を起こしていた。

やはり市内の病院に救急搬送。手術を受けて事なきを得た。

次に受診したときは「背中が痛い」との訴えだった。なんと今度は大動脈解離だった。これは解離性大動脈瘤とも言って、体の中でいちばん太い血管である大動脈が裂ける病気で、病院へたどり着く前に約半数の患者は亡くなるという致死率の高い疾患だ。

だが、速やかに診断を行い、市内の病院へ緊急搬送して、Aさんはまたしても救命されたのである。

3回も命に関わる大病をしたためか、Aさんはその後、うつ状態になった。妻も心配し、それ以来、ことあるごとに時間外で受診するようになった。幸い、身体的には問題のある状態とはならなかったが、受診するたびに松岡は親切・丁寧に対応した。それで精神的にも少しずつ落ち着いていった。

Aさんの息子は他県に住んでいたが、父親が心配だからと一緒に住むことになった。引っ越しも近いある日、松岡の元へお別れの挨拶にやってきた。

「先生のおかげで何度も命を救われました」

Aさんと奥さんは泣きながら何度も頭を下げた。受付や看護師も顔なじみだったので、名残惜しそうだった。

かかりつけ医であり、救急医でもある松岡だから、3度も救命できたということが言える。同じ救命救急センターに運ばれても、常に同じ医師が診てくれるわけではない。松岡はかかりつけ医としてAさんを継続的に診ていたからこそ、症状を訴えて来院したときに血管系の病気であることを即座に疑うことができたのだ。それによって、適切な診断ができたため、3回も救命できたのである。

心肺停止から救命されて社会復帰

ある日の夜中のことだった。救急隊からクリニックに、てんかんを起こした患者を搬送するという連絡が入った。

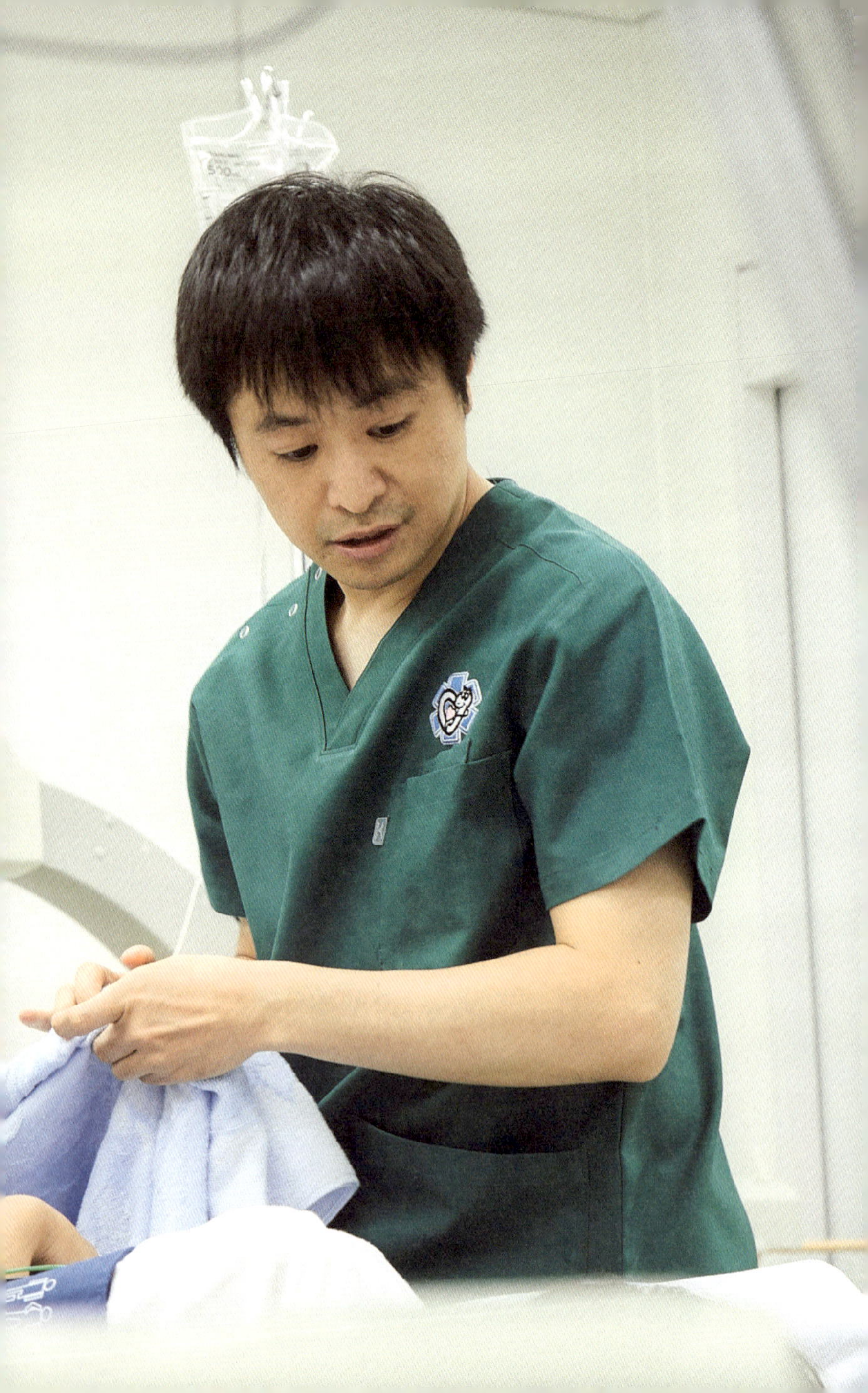

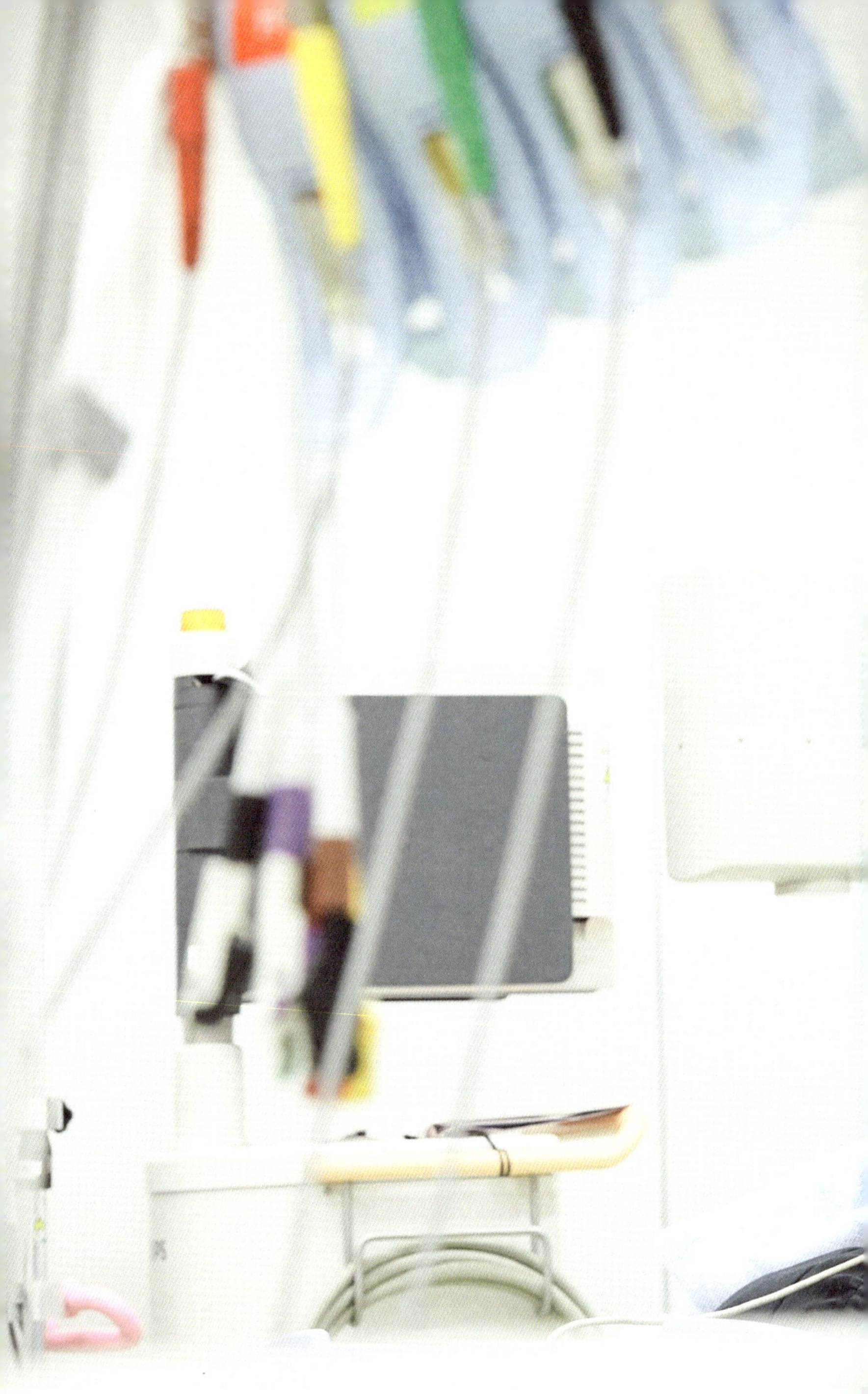

患者はBさん、50代の男性である。

てんかんを起こした際に、運悪く食事をしていて、食べ物が喉に詰まって窒息して心肺停止状態になっていた。

救命処置を施したところ、自己心拍が何とか再開した。

夜中で大雨の降っている日だったので、全身状態も不安定なため、搬送するよりも同院で管理したほうがいいと考え、松岡救急クリニックに数日入院することになった。

2日後、鹿児島市内の病院へ搬送した。松岡は内心、「もしかしたら1日持たないかもしれない」と考えたという。

何日か後にその病院へ連絡したところ、「生存している」との返事。ひとまず安堵した。

しばらく何の連絡もなかった。ところが、ある日突然、本人が妻と一緒にクリニックへやって来た。

なんと、いつの間にか社会復帰していたという。

Bさんは松岡救急クリニックに搬送されたことを認識しておらず、「気づいたら、知らない病院にいて、とにかく苦しくて真っ暗でした」と当日の様子を語った。

こういう状態で助かる確率はきわめて低い。心肺停止になると、社会復帰できるのは100人中1～2人という世界だ。

だが、松岡は開業以来、こうしたケースを年に1〜2人ほど経験しているという。救急隊と地域の医師は定期的に会議を行っている。その際、個々の患者をどの病院に搬送し、転帰はどうなったかというリストを提出するが、そこには松岡救急クリニックの名前がずらりと並ぶ。ある年は77%が同クリニックに搬送されていた。

そして、転帰の欄の「社会復帰1名」という文字を見て、会議の場にはため息にも似た感嘆の声が上がったという。

ときには患者に厳しいことも言う

夜中、「お腹が痛い」と60代の女性Cさんが受診した。教師をしている人だった。普段から、ときどき松岡救急クリニックに通っていた。人付き合いが苦手なようで、いつも肩肘を張っているような態度の人だった。

調べてみると、膵臓がんだった。すでに転移していて、かなり厳しい状態だった。しばらく来院しなかったが、ある日、弟とともにやって来た。話を聞くと、県内にがんが消えるという怪しい民間療法をやるところがあり、Cさんはそこへ行ったところ、治療に100万円必要だと言われたらしい。

Cさんは「この治療をやったほうがいいですか?」と聞いてきた。

「こんなことをしても無駄です!」

松岡は烈火のごとく怒った。

「厳しいことを言うようだけど、あなたの命はもう数か月しか残されていません。人はいつか必ず死にます。自分が救急医療をやっていて感じているのは、人の死がいつ訪れるかはわからないということです。しかし、がんは予測がつく。あなたの場合は転移していて腹水もたまり始めているから、正直に言うと本当にあと1か月という話になってきます。

その民間療法をやっても無駄だし、それで多額のお金を取るのは間違ったことだと医療人として思う。そんなことにお金を使うくらいなら、旅行に行ったり、家族で過ごしたほうがいいと思います」

Cさんは「そういうことをはっきり言ってくれる人はいませんでした」ととても喜んだという。そして、「先生に任せればいつでも診てくれるんですね?」と確認してきた。松岡は「もちろん、いつでも診ますよ」と答えた。Cさんは初めて笑顔を見せた。

その後、Cさんは頻繁に来院するようになった。

最後は救急要請が来た。すでに手遅れだった。Cさんは弟に「最期は先生に診てもらいたい」と言っていたという。松岡は自然と、「お疲れ様でした」と手を合わせた。

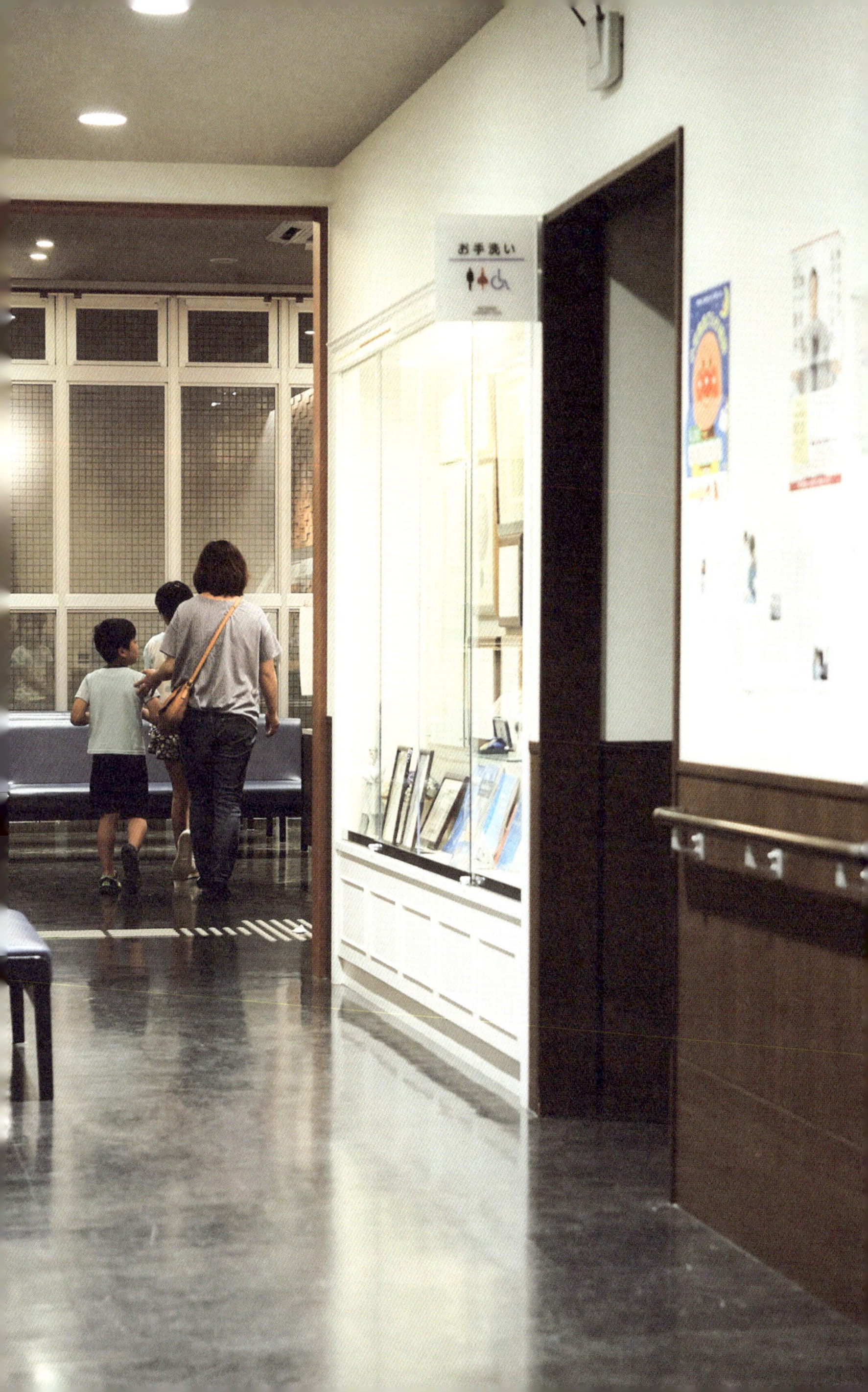
お手洗い

弟は「先生のおかげで頑張れました」と涙を流して喜んでいた。

このように、松岡救急は地域のかかりつけ医であり、24時間対応しているから、末期がんの患者でも最期まで自宅で看ることができるのである。

「息子の目の前で死んではいけません！」

松岡救急クリニックに通院していたある男性がいた。その人は自分のことよりも、いつも妻の心配をしていた。具合が悪く、いつも息苦しいと言っている、と。肺がうまく機能しない間質性肺炎という病気だった。肺高血圧症になって心臓も弱ってきていた。

「そのうち松岡先生に診てもらわないと」とか「まだ息子が小さくて」といった話をしていた。

あるとき、子どもが救急車を呼んだということで、50代の女性が搬送されてきた。ぜいぜいと呼吸が苦しそうだった。松岡は瞬時に、「あ、あの人の奥さんだ」と思った。

かなり厳しい状態だった。救急車に一緒に乗ってきた小学3年生くらいの息子は「昼から急に息苦しいと言い出して……。お母さんが死んでしまう」とパニックになっていた。

松岡は子どもを室外に出した。そして、母親に向かって言った。

「息子の目の前で死んではいけません！　頑張りましょう」

女性はぜいぜいしながらも数回うなずいた。

救急処置をして、そのときはいったん持ち直した。

だが、持っても1、2日という状態だった。夫を呼んだ。

「もうお別れしなければいけないことになるかもしれません。呼吸を楽にするお薬を使いますが、これも一時的なものです。お別れのための時間しかないかもしれません」

そして、いつもかかっているという市内の病院へ搬送した。

その後に亡くなったが、そこで1日ほどは家族で最期の時間を過ごすことができた。

後日訪れた夫は、泣きながらこう話したという。

「息子は母親と今後の人生についていろいろと約束をしたそうです。息子にとって、その日は本当に大事な1日になりました」

自殺で搬送されてくる患者に思うこと

患者は16歳の女性。救急隊からの連絡で、風呂場で硫黄の匂いがするということだった。

それを聞いて、松岡は即座に「硫化水素だ」と理解した。

救急隊に確認した。

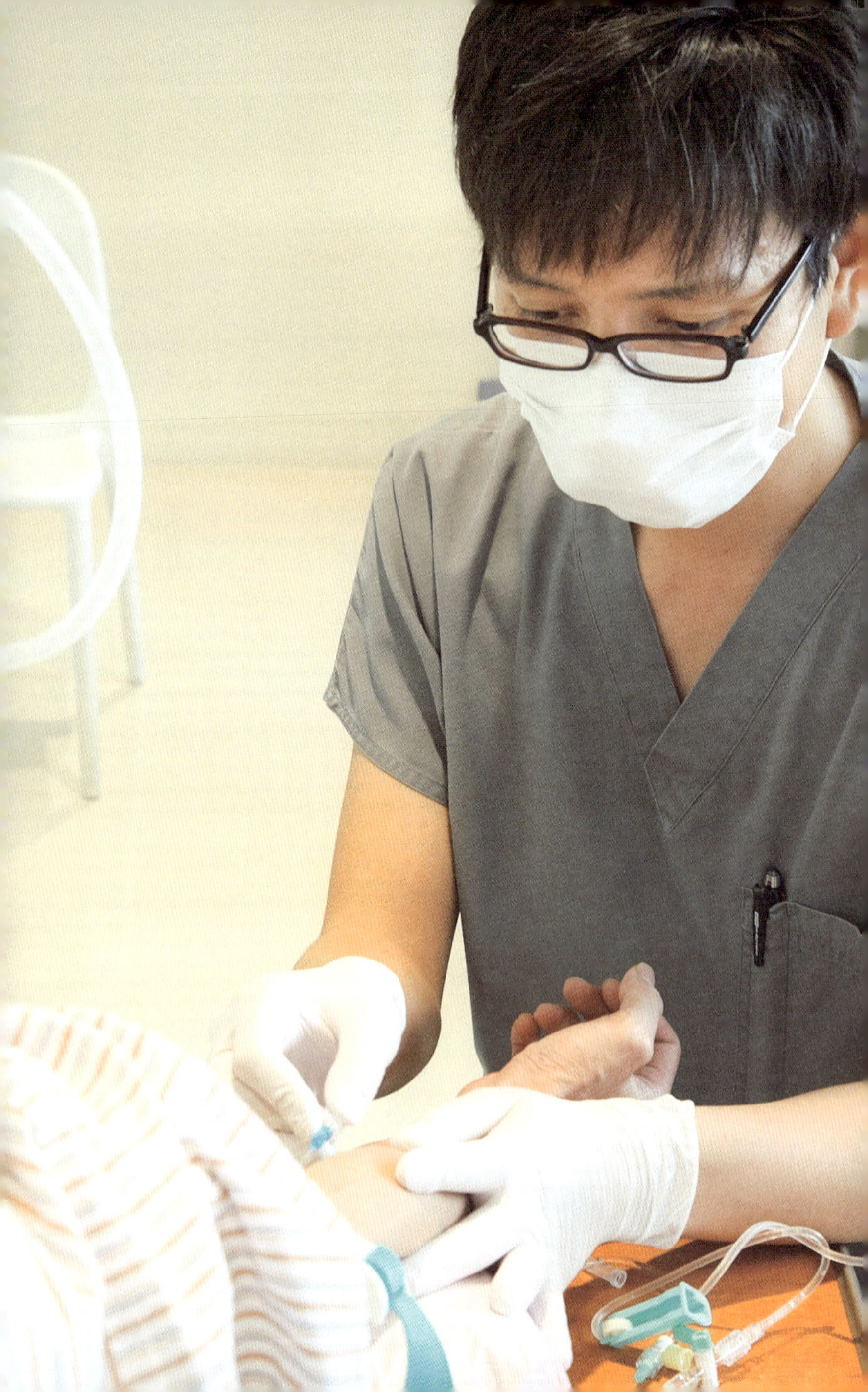

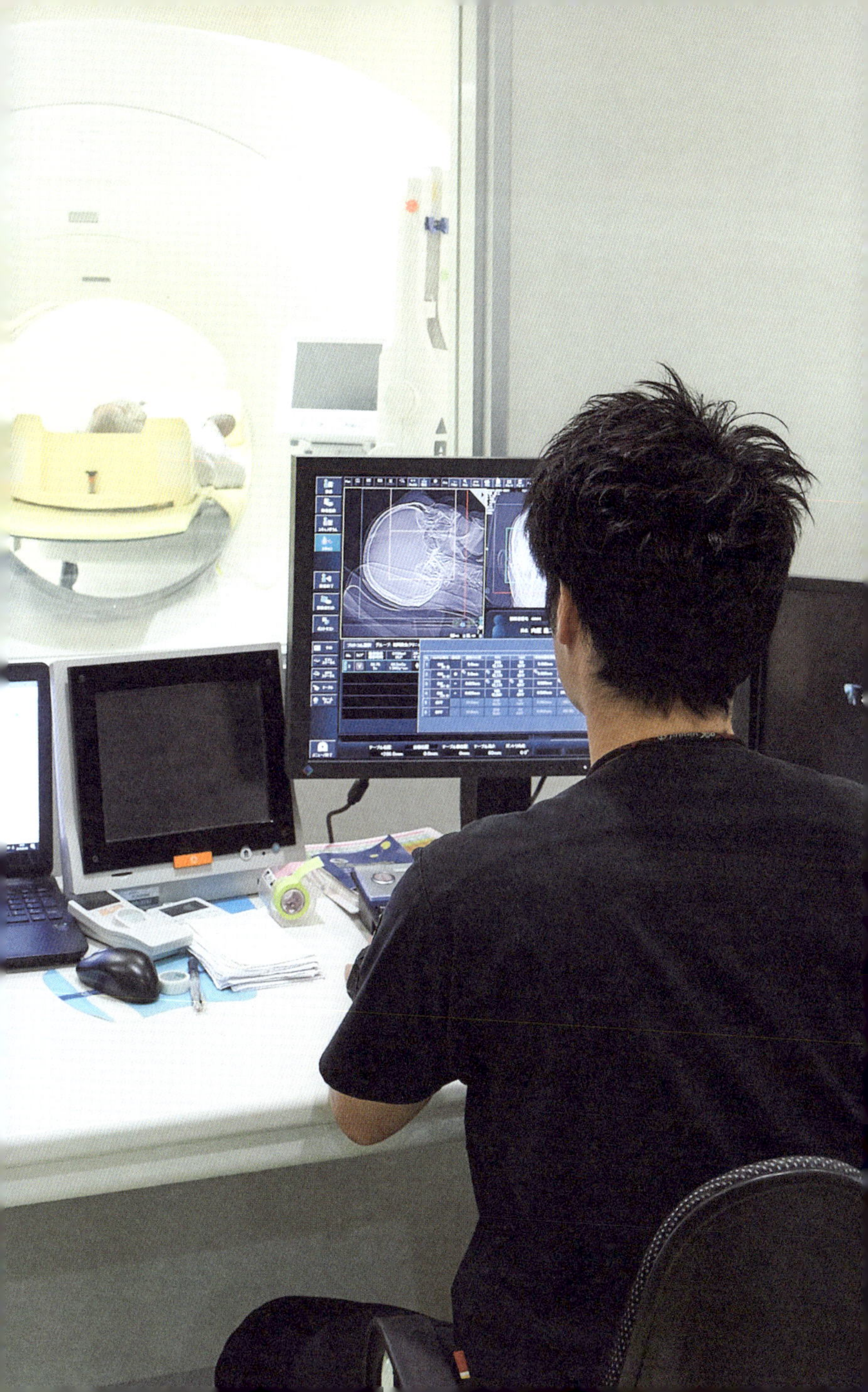

「入浴剤とトイレ用洗剤のようなものはありませんか？」

「あります」

「防毒マスクをつけて搬送してください」

自殺だった。「混ぜるな危険」という物質を混ぜたのだ。

運ばれたときにはすでに心肺停止状態だった。

付き添ってきた母親は、目を開かない娘の手をしっかり握り、頬ずりをしながら何度も名前を呼び、「頑張って、頑張って」と必死に体をゆすった。

「愛しい娘さんだったのでしょう。母親の様子を見れば、その子がどれだけ大事にされてきたかがわかります」

だが、もう時すでに遅しだった。「できることなら時間を戻してあげたい。これ以上のつらい場面はあるだろうか」。松岡はそう思った。悔しかった。

救命処置を行ったところ、何とか自己心拍が再開した。脳を冷やす低体温療法を行えば、もしかしたら助かる可能性があるかもしれないと考え、市内の病院へ搬送した。

母親は終始パニック状態だった。その姿を見て、松岡はいまさらながら「自殺しては絶対にダメだ」と思った。

救急をしているとこういうつらい状況に遭遇することも少なくない。医師として、やりきれなさを感じるのはそんなときだ。

結局、その子は助からなかった。

「誰がやっても助けられなかった。仕方がなかった。でも、本当にそれでよいのか？　母親のあの私にすがるような目を思い出すと、本当に力及ばず申し訳ないとしか言えません。時間が少し経つと、あのときこうすれば、もしかしたら……と考えて、自責の念にかられるのです」

「困ったら松岡へ行け！」

最近、地域では「困ったら松岡へ行け」という言葉が聞かれるようになった。地域住民からどれほど頼りにされているかがよくわかる。

松岡が目指しているのは、「近所にあるコンビニエンスストアのような使い勝手の良い救急クリニック」だ。

松岡救急クリニックは、いつでも開いてる医療のコンビニであり、どんな相談にも乗ってくれる駆け込み寺のような存在になっている。

「困ったら松岡へ」はまた、救急隊の合言葉でもある。地域の救急隊からの信頼は絶大である。

何しろ、これまで南九州市に夜間の救急を受け入れる医療機関は皆無だったのだ。そこに、24

時間365日、すべての患者を受け入れてくれる救急クリニックができたのである。

南九州消防署からは、「とくに、脳神経外科や循環器科などの患者を受け入れてくる病院が少なく、受け入れ可能な病院は遠隔地のために時間を要していましたが、松岡救急クリニックができたことで受け入れ時間の大幅な短縮につながった」といった声が上がっている。

ある年配の救急隊員は「こんな時代が来るとは思わなかった」と感慨深げに語り、「地域の病院は頼りにならないことが多いから、救急隊員である自分たちがしっかりしなければと思ってやってきたが、搬送している途中に亡くなってしまう方も少なくないので悔しい思いをしていた。懸命に搬送しているのに医者から文句を言われることもあった。それを考えると、いまは別世界のよう」と心情を吐露したという。

松岡救急クリニックは救急隊の間で「最後の砦」と呼ばれている。

だから、救急隊はとても協力的だ。最近では、多忙な松岡に気を遣って、軽症患者はあえて他の医療機関を当たるようにしているという。

さらに、地域の医療機関にとっても松岡救急クリニックはありがたい存在である。正確に診断した上で患者を紹介してくれるからだ。

詳しい画像検査のデータなども添えてあるので、受け入れてからの検査の必要がなく、すぐに処置や手術にかかれる。

図4　松岡救急クリニックの救急車搬送実績

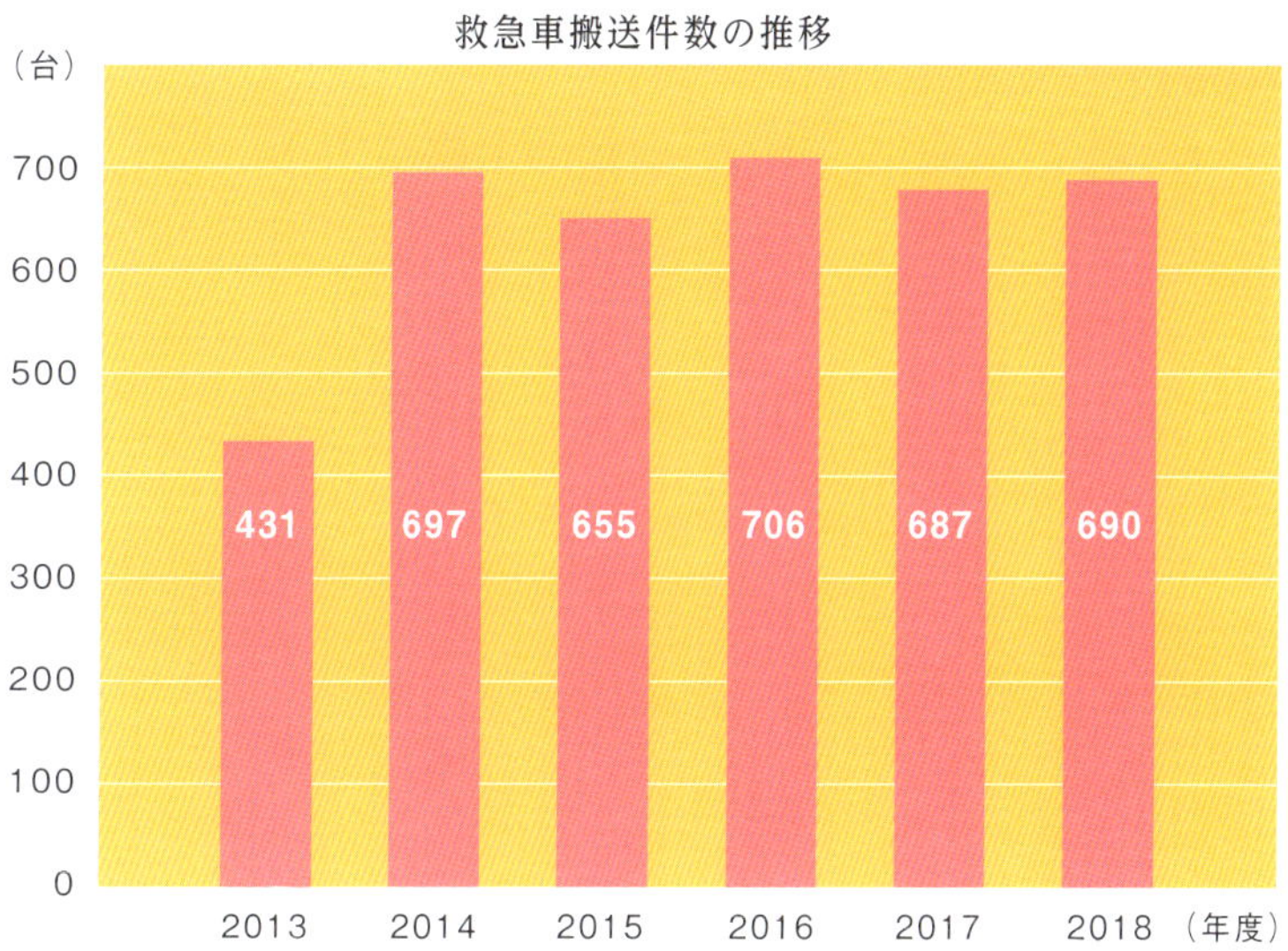

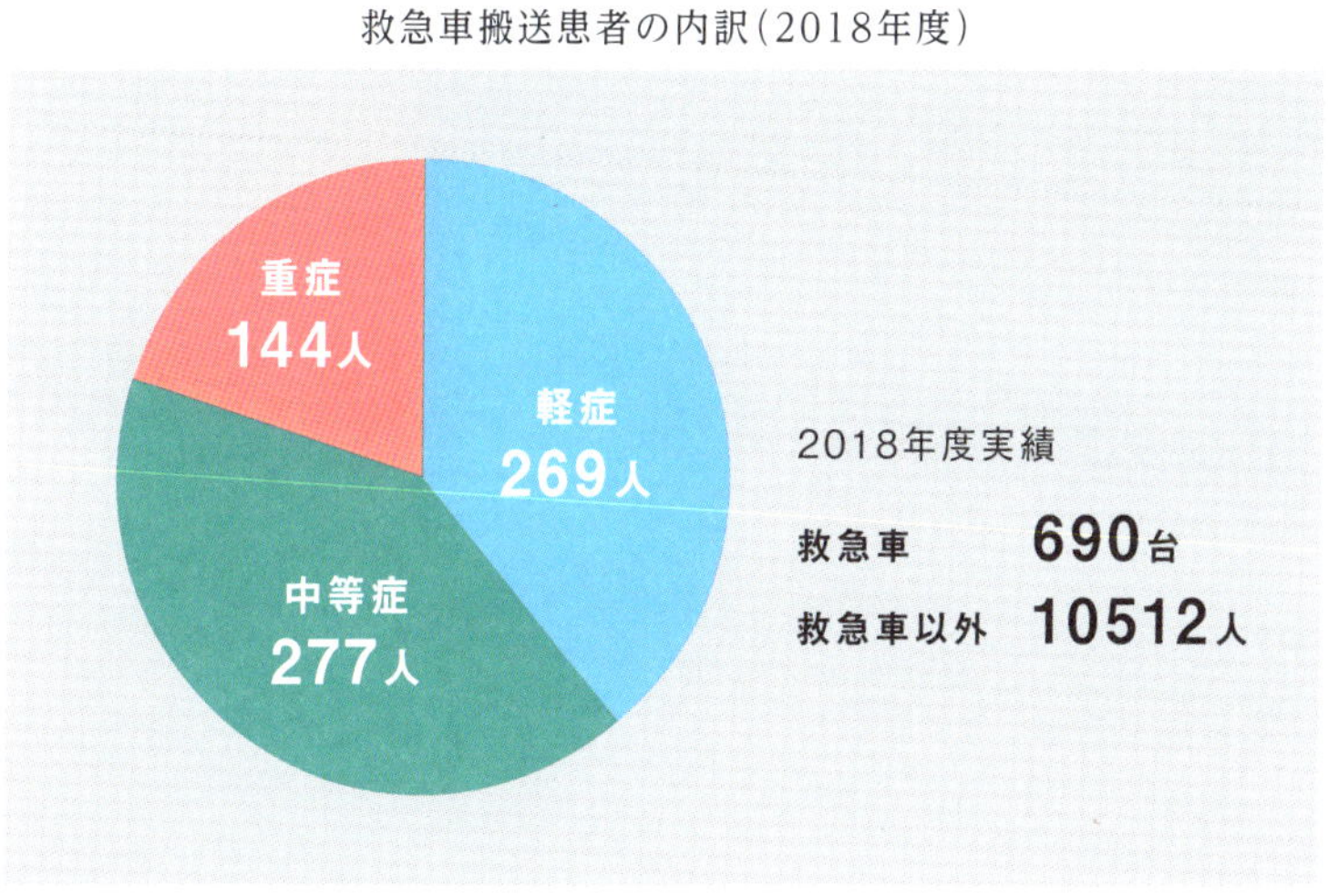

正しい診断がついているわけだから、自分の専門に基づいて治療を行うことができる。自分の専門領域以外の患者が運ばれてきて困惑することもない。「専門外だから」と断ってしまう後ろめたさも感じなくて済む。

ただ、松岡救急クリニックから受け入れ要請の電話が来ると、紹介先の病院には緊張が走るという。しっかり診断されデータも添えられているので断りようがないからだ。

「胸が痛いという症例で、心電図はこうなっていて、CTを撮ったら心臓のここの血管が詰まっていて、超音波エコーで見るとここの壁の運動が落ちているので、この部分の心筋梗塞です」と的確に指摘されれば、相手は「はい、わかりました」と言うしかない。そして、そこまで診断がついていれば、専門医ならイメージができるので、適切な準備をすぐに始められる。

開院から6年、現在では診療圏は同心円状に拡大されて、車で1時間以上かかる半径40キロ以上の距離からも患者が訪れる。診療圏は薩摩半島全域に及ぶ。これは東京都の3分の2の広さだ。

前述したように、同クリニックの2018年度の実績では、救急車搬送件数690台、年間の時間外来院患者数は1万512人だった（139ページ図4）。市内にあるドクターヘリが着くような大きな病院でも、時間外患者は8000人程度である。それを考えると、これがいかに凄い数字がわかる。

開院時、医師は松岡1人だけだったが、現在では4人となった。職員も8人から70人に増えている。

「最初は患者が来るかどうかという不安もありました。ダメなら撤退するしかない、普通のクリニックにするしかないとも思いました。しかし、ふたを開けてみれば、それは杞憂に過ぎなかった。自分がやりたいという独りよがりではなく、患者の立場に立ってみれば、この地域にはこういうクリニックが必要だろうと考えてそれを実践したところ、非常にうまくいったということです」

開業後しばらく経ってから、財津に再会する機会があった。

もちろん、松岡が前例のない救急クリニックを開業したことを知っていた。

「おまえは凄いな……」

財津はぽつりと言った。

松岡は驚愕した。

「えっ、そんなことを言ってくださるのですか？」

昔の財津を知る人間なら誰でも驚くだろう。以前は攻撃的で、いつもＩＣＵなどで同僚を相手に「おまえはバカだ」と喧嘩ばかりしていたからだ。ましてや、人を褒めるなど考えられなかった。

「財津先生も少しは丸くなったんじゃないですか?」

松岡が軽口を叩くと、財津は「ま、滅多に言わないけどな」と照れていた。

尊敬する恩師に認められたことがどれほど誇らしかったか。松岡の心中が手に取るように想像できる。

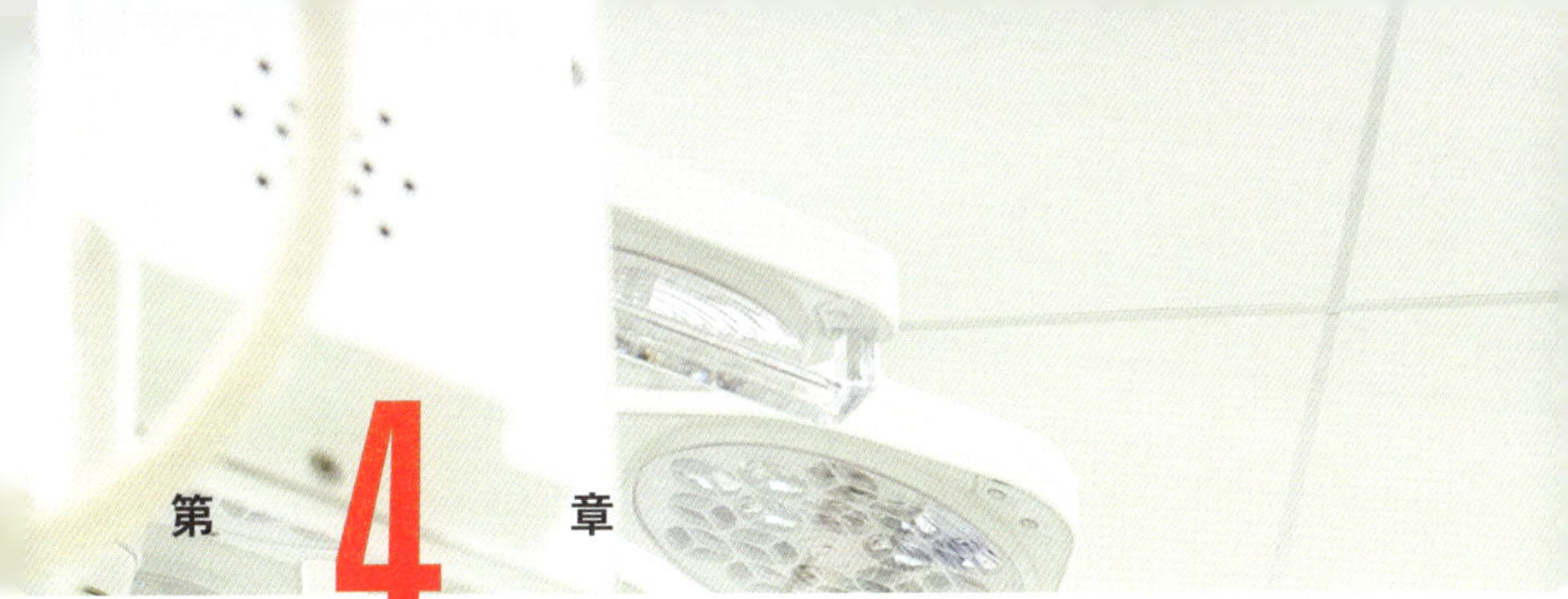

第4章

医療過疎地にもっと救急クリニックを

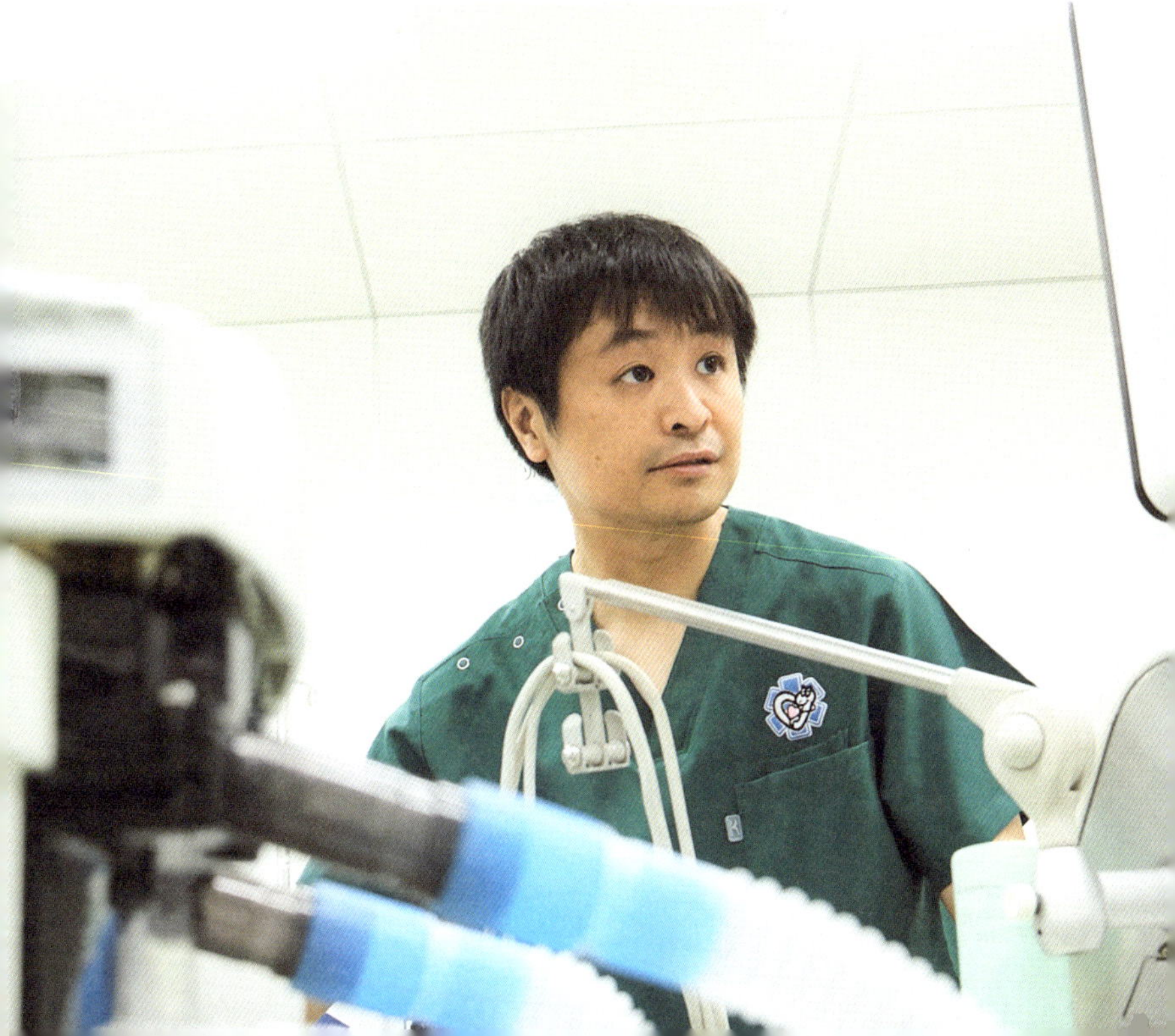

広域医療法人ＥＭＳで救急クリニックを全国展開

松岡救急クリニックは開業1年目から経営的にも軌道に乗った。

松岡は医療法人設立認可申請を行い、1年後に医療法人を設立した。「広域医療法人ＥＭＳ（Emergency Medical Service）グループ」である。

医療法人を申請するには、経営がある程度以上安定しているという条件がある。個人病院は最初から医療法人にはなれないのだ。一般に、経営が安定するには、開業してから3年ほどかかる。

1年で医療法人化できるというのは、異例の早さと言える。いかに松岡救急クリニックが地域ニーズに合致し、経営的にもうまくいったかを示す証左である。

だが、松岡は経営者として医療で儲けようなどとは露ほども思っていない。

「いちばん考えるべきことは利益を追求することではなく、患者が困っていることを解決する、病気を治すということです。それを追求していくことで集客につながり、結果として利益を生むということ。何を最優先するかという点は、絶対にブレないようにやっていかなければなりません。そもそも医者としての喜びは何なのかということです」

世の中にはそこが逆転しているクリニックもたくさんある。

松岡には、松岡救急クリニックの成功で借金をすべて返済するという選択肢もあった。だが、彼は「それはみみっちいな」と思った。そして、「これを元手にまた次のチャレンジのための借金ができるな」と考えた。

銀行は手のひらを返したように「借りてください」とアピールしてきている。

「クリニックの経営が安定したので、私は同じように救急医療に困っている地域に、また同じような救急クリニックをつくりたいと考えました」

現在、松岡は次なるステップとして、同じ運営ノウハウによる救急クリニックを分院として全国展開する試みを進めている。すでに、山口県美祢《みね》市、埼玉県加須《かぞ》市にクリニックを開設。2019年7月には鹿児島県曽於《そお》市にも開院した。

こうした救急専門クリニックの水平展開も日本では前例がない。

誤解を恐れずに言えば、コンビニエンスストアのフランチャイズ直営店を想像すればわかりやすいだろう。

近所にあって、いつでも開いていて、本店と同じ構造やオペレーションで安心感のあるコンビニの便利さは、誰しも認めるところだろう。

松岡はそれを救急医療の世界に持ち込もうとしているのである。しかも、消費者（患者）には命がかかっているのだ。

「自分がやりたいところではなく、患者がいちばん困っている地域に医療を届けたいと考えています。もちろん救急医療が最も重要です。救急医療の足りない地域に踏み込んでいけるのは、私たちのシステムしかないだろうと考えています」

「24時間365日救急対応」が絶対条件

救急クリニックという名前の付く診療所は全国に数件ほどあるが、ＥＭＳグループが展開する医療は独自の「救急クリニックシステム」として統一されている。

「24時間３６５日の救急対応」を絶対条件として、かかりつけ医機能から急変時の救急対応までを担い、いつでも最後まで責任をもって診療するという運営方針を貫いている。

松岡は「個人診療所の役割を限界まで高めたクリニック」と自負している。

その理念は「救急医療が足りない地域に充実した医療を提供する」ということ。とくに、医療機関が撤退・縮小している医療過疎地や医療僻地で開業することを方針としている。

医療過疎地で24時間３６５日救急対応を質の高いレベルで維持していくのは大変なことだ。これを全国で水平展開していくには、しっかりとした運営システムの構築が最も重要になる。

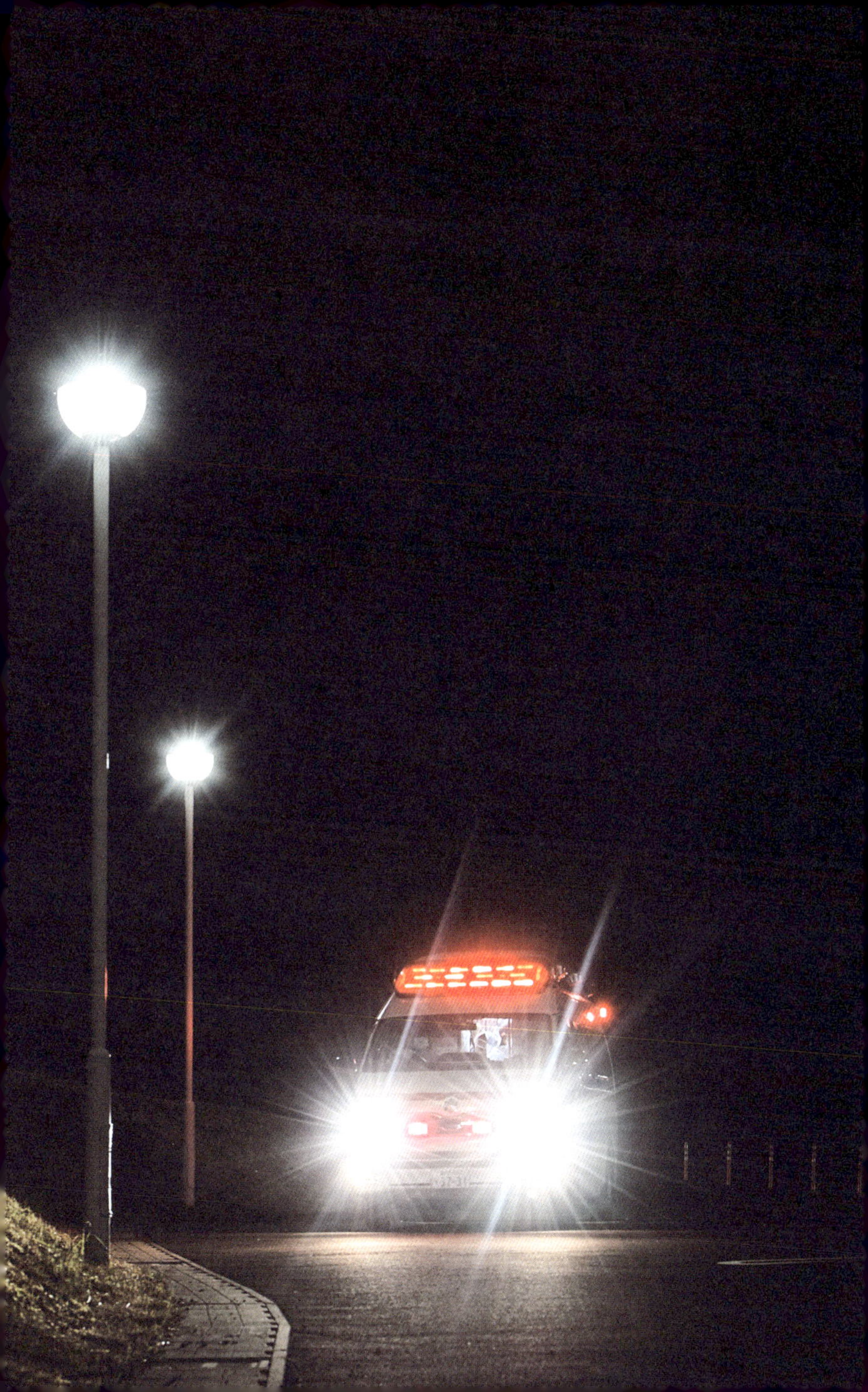

松岡は、理事長としての役割について「この特殊なシステムが地域の方々にとって有用であり、社会貢献度が非常に高いものであることを、職員に納得できるかたちで説明すること」だと考えている。

「そのためには、経営者としてはもちろん、自分で実践して他人に示すために、医療人としても優れていなければなりません。自分がいちばん働き、患者から慕われ、頼りにされなくてはいけないのです。医療人としても、経営者としても、高い能力が求められます」

また、新しい救急医療を行うグループの代表であり、対外的にはオピニオンリーダーとしての役割もある。松岡は、グループの医療を誰よりも理解し、誰よりも適切に行っている人間であることを自分への戒めとして貫く決意を表明している。

ＥＭＳグループのクリニックは２０１８年末現在で、常勤医師7人、非常勤医師10人、職員１５０人を擁し、年間救急車搬送件数は３０００台となっている。ここでグループの各クリニックを少し紹介しておこう。

植田救急クリニック（山口県美祢市）

松岡救急クリニックの開業から2年後の２０１５年12月、松岡は山口県美祢市にＥＭＳグループの第1号分院である救急クリニックを開院した。ここは県内で人口10万人に対して最も医師数の少ない地域だ。

山口県に決めたのは、大学の同級生との縁もあったからだった。当初、その同級生を院長に据えた。だが、いろいろと問題があり、まもなく院長を交代した。新しい院長・植田茂《うえだしげる》も松岡の大学の同級生だ。

場所選びに関しては、まず行政にアプローチした。山口県の地域医療整備課が医療の足りない地域を把握していた。そこで調べたところ、美祢という地域が候補に浮上した。鹿児島の南九州市川辺町同様、とくに夜間・休日の急患については医療過疎地域だった。

その後、救急隊と会い、搬送経路の中でどのへんに救急クリニックがあれば助かるかをヒアリングした。そして、松岡自らの目で現地を見て、開院場所を決めた。

鹿児島で開業したときのことを振り返って、さらに効率よくつくるにはどうすればいいかを考えた。行政が困っている地域であれば、救急告示も通りやすいだろうという思惑もあった。思った通り、話はトントン拍子で進み、スムーズに開業にこぎ着けることができた。

基本的な運営はすべて院長に任せて、松岡はサポートに徹するという形をとることにした。基本的には個人病院である。〝美祢救急クリニック〟という名前にしてもよかったが、院長がしっかりしなければ成り立たないので、そういう意味も込めて院長の名前を冠して「植田救急

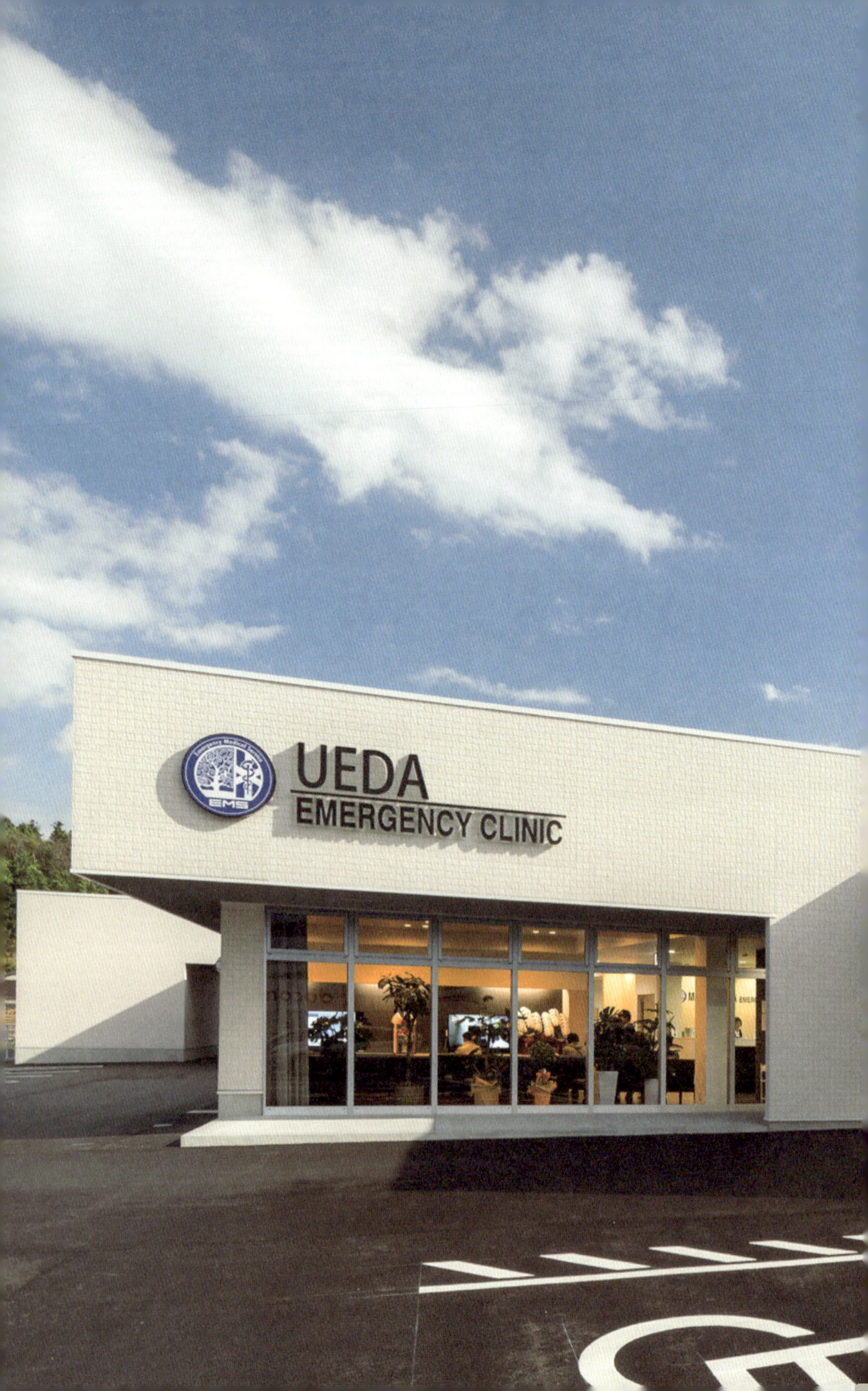
UEDA
EMERGENCY CLINIC
EMS

クリニック」とした。

クリニックの構造や形などは基本的に松岡救急クリニックを踏襲した。ストレッチャーが通りにくかった廊下を広げたり、医療機器を収納できる部屋をつくるなど、鹿児島のクリニックで不便に感じている部分を改良した点もある。

「いつでも受けてくれる」という部分が患者や救急隊に評価された。

同クリニックの陣容は医師は2人、スタッフは約30人である。

開業してみると、患者はたくさんやって来た。救急隊も「搬送時間が短縮された」と喜んでいる。そして、あっという間にその地域でいちばん救急患者を受け入れる医療機関になった。

植田は言う。

「平日の日中は地域のかかりつけ医としての役割が思っていた以上に大きく、一般診療を行いながら、突然の急患、救急搬送に対応する難しさがありました。しかし、やはり夜間救急で診た患者さんから感謝の言葉をいただけることが多く、やりがいを感じます。また、帰省中などに受診された方から『自分の住んでいる地域にもこういうクリニックがあればいいのに』という言葉をいただいたときは大変嬉しく、誇らしい気持ちになります」

植田救急クリニックでは、年間500台の救急車を受け入れ、時間外の患者は約3000人に上る。患者は1日平均130人ほど訪れる。診療圏を拡大していくことが目下の課題だ。

西山救急クリニック（埼玉県加須市）

埼玉県は人口10万人あたりの医師数は全国ワースト1位。さらに、かつて「たらい回し」される割合が全国ワースト2位だったこともあり、県をあげて救急医療体制の強化に取り組んでいる。

救急医・西山佳孝《にしやまよしたか》は沖縄県北部病院で循環器を中心とした急性期医療を学び、地元・埼玉の救急医療を何とかしたいと考えていた。5年前、埼玉県で救急車が30数件の病院に受け入れを断られ、茨城県の病院に搬送されて患者が亡くなった事件があった。いまさらながら、埼玉県の救急事情の悪さにショックを受けた。

そんな中、松岡救急クリニックの存在を知り、西山は鹿児島を訪れた。2人は「いつか一緒にやりましょう」と意気投合した。

山口県美祢市の次を模索していた松岡は、満を持して西山に連絡を入れた。西山は驚き、「まさか本当に電話してくるとは思いませんでした」と言った。

「お会いして救急医療が好きだということが伝わってきましたし、地元に貢献したいという熱意が強かったので、この人なら、と思いました」と松岡は言う。

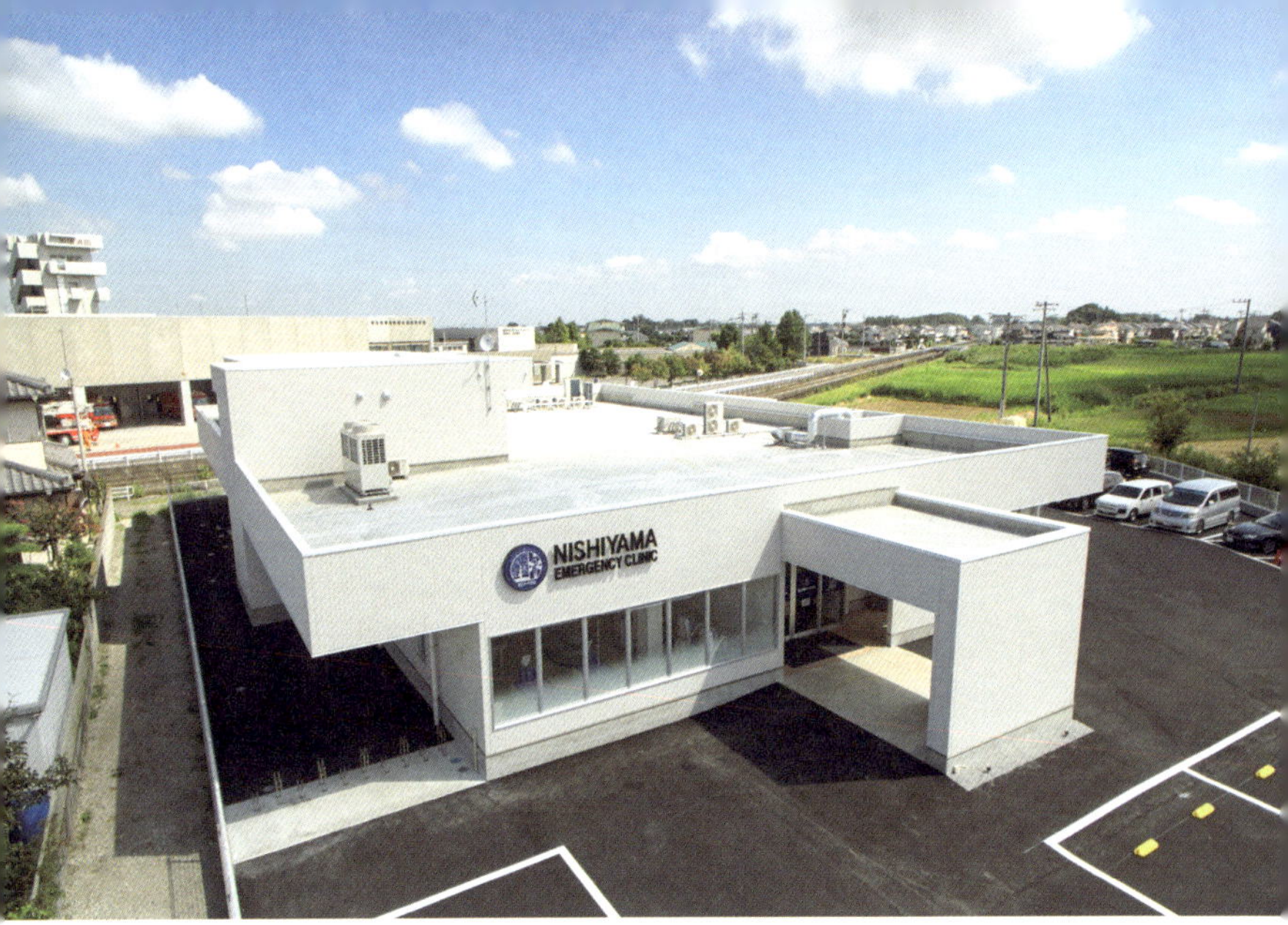

埼玉での開院を考えた松岡は、同じように地域医療整備課へのアプローチから準備をスタートさせた。

埼玉県の救急医療は、南部のほうは充実しているが、北東部の加須や北西部の東松山、深谷あたりが困っている地域だった。いろいろ検討し、やはり人口10万人に対する医師数が最も少ない地域である加須市に決めた。

救急クリニックのオープンについては、加須市長も非常に喜んでくれ、補助金まで出してくれたという。

「補助金が入ったのでプレッシャーになりましたが、うまくいかなかったときのことを考えて、補助金には手を付けずに口座に置いておきました。完成すると大々的に報道されてしまい、これでやめたら大変なことになるぞと思いました」

こうして2017年10月、西山救急クリニックが開業した。救急クリニックの開業も3件目ということもあり、ノウハウやシステムは確立していたので、開院はスムーズに進んだ。

山口に続いて埼玉県加須にクリニックをつくり、わかったことがある。それは同じ救急でも、地域によってニーズが微妙に違うということだ。

西山救急クリニックでは重症患者は少なく、軽症の患者がたくさん訪れる。救急車は年間1300台と多いが、その多くが軽症患者だ。重症ではないものの搬送困難例も少なくない。酩酊状態の患者、暴力行為を伴う患者、未保険患者、認知症患者、身元不明者などだ。その対応には苦労している。救急クリニックではあるが、夜間診療所という感じになっている。

その理由は近くに他の救急病院もあり、救急隊が最初から患者をセレクトするからだという。埼玉は道路が整備されており、搬送にそれほど時間がかからない。大きな病院の救命救急センターもあり、20分程度で搬送できる。

「これは開業前にある程度予想していたことではありました。ただ、重症患者が少ないと、救急医のモチベーションを維持するのが難しいという面はあります」

同クリニックの常勤医は1人、あとは非常勤医である。スタッフ数は約30人。予想よりも患者数が増えてきたので、ドクターのリクルートを急いでいるという。

院長の西山は同クリニック開院の意義について次のように語る。

「松岡先生の理念である救急医療に困っている地域にこそ救急クリニックが必要という考えは、これから高齢化と過疎化がますます進む地方に待ち受ける医療過疎をカバーする唯一の解決策です。とくに、少ない医療スタッフでも24時間３６５日すべての疾患を受け入れることが可能な救急クリニックは、大病院よりもコストが少なくて済みます。当院は開院してまだ１年ですが、地域医療に大いに貢献できていると自負しています」

森戸救急クリニック（鹿児島県曽於市）

２０１９年７月には、鹿児島県の大隅半島にある曽於市に、新たに森戸救急クリニックを開業した。

曽於市は人口10万人あたりの医師数が１１２・９人と全国平均の約半数で、医師の数が絶対的に不足している。鹿児島県で最も医師数の多い鹿児島市内のエリアと比べ、３分の１以下である。もちろん、救急医療体制の不備も深刻だ。曽於市の２０１６年度救急搬送件数は約２０００件だったが、その約半数が管外の医療機関へ搬送されている。

森戸救急クリニックは山口、埼玉と比べてスタッフ数が多く、２人の医師のほか総勢30人を超える。院長の森戸《もりと》清人《きよと》は内視鏡検査を専門とし、松岡救急クリニックのスタッフとしても活

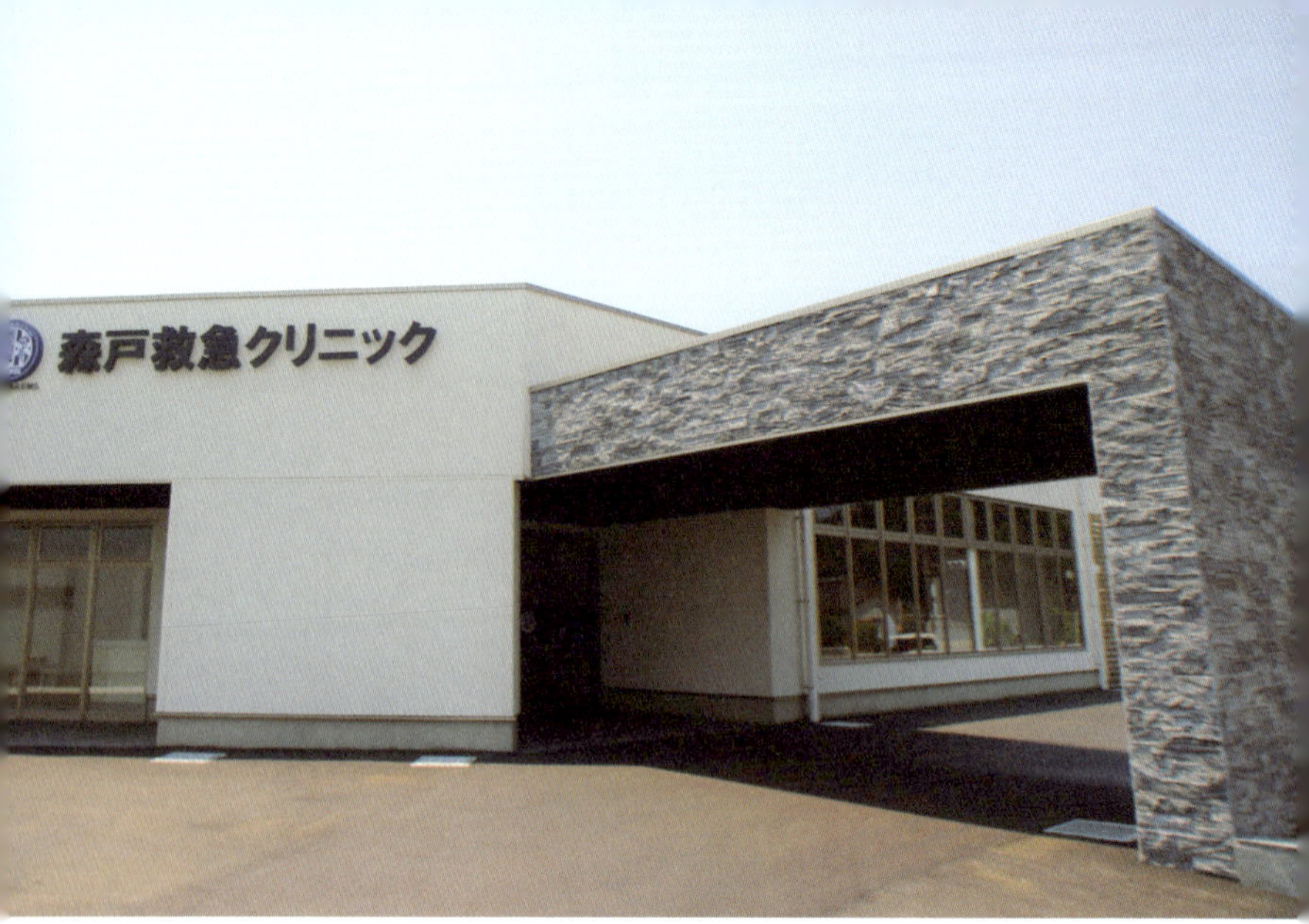

躍してきた。

実は、森戸救急クリニックは当初は2018年4月にオープンする予定だった。しかし、開院予定が1〜2年ほど遅れてしまった。

曽於市長をはじめ、住民や県議などからは「早く開院してくれ」と要請された。だが、医師会からの救急告示病院の許可がなかなか下りなかった。理由は「紹介先の連携病院が確立していないから」というものだった。そして、特例診療所を認めるかどうかを決める会議は半年に一度しか開催されないため、予定が大幅に狂ってしまった。

救急隊は非常に協力的だった。医師会に対し、半数以上の救急車が管外搬送になっており、搬送に1時間以上かかっているなどの深刻なデータを示し、側面支援をしてくれたという。医師会も、クリニックの建築が進むにつれ、曽於市民のために一致協力してやっていこうという姿勢に転じてきた。こうして、紆余曲折の末、ようやく開院できる見通しとなったのだった。

開業した森戸救急クリニックは、最初の2週間で1日の来院患者数が100人となり、救急車は1か月目から50台に達した。

院長の森戸は松岡について次のように見ている。

「松岡先生の凄いところは、どんな患者も絶対に断らず、質の高い手術にも対応していることです。医療従事者はリスクを回避する傾向があるなか、積極的に手術を行う姿は尊敬に値します。また、どんなに忙しくてもイライラしたりせず、患者へは常に丁寧に接しています。『なんでこの時間に?』というコンビニ受診が疑われる人へも親切に対応している様子を見て、自分の診療を振り返って反省することもしきりです。松岡先生は、医師として、また一人の人間としてのあるべき姿を示してくれる存在です」

患者数減少というピンチを機に人材交流を活発化

EMSグループの水平展開にあたって、松岡が懸念しているのは、クリニックによって救急に対する思いに温度差が出てくることだ。

実際に、あるクリニックであったことだが、夜中にインターホンが鳴っても看護師が出なかったらしい。患者からの情報でわかったという。「友だちが夜中に受診しようとインターホンを鳴らしたら出なかったと言っていたけど、24時間対応ではなくなったのですか?」と。

松岡は「これは大変な問題だ」ととらえた。

「明日でも大丈夫だろう、と言い始めたら、救急クリニックではなくなってしまいます。電話で『明日まで様子を見ましょう』と言って放置してしまってはだめなのです。たしかに、軽症患者の多いクリニックでは翌日の受診でも問題のないケースも多い。しかし、それは結果に過ぎず、患者が困っていることに対してすぐに対応しなければ救急クリニックとは言えません。どれだけ真剣に取り組むか。そこが私たちの生命線です」

だが、そういう松岡も自分を恥じたことがある。

疲れていたこともあるのだが、早朝4時頃に「ムカデに刺された」と受診した患者に対して一瞬、眠そうな様子で対応してしまったのだ。患者はそんな松岡の様子を敏感に感じ取ったのか、「こんなことで来てしまって申し訳ありません」と何度も謝った。

松岡はハッとした。

「自分はプロとして失格だと思いました。どんなに疲れていても、きつくても、それを患者に悟られるようでは二流です。そもそも具合の悪そうな医師に診られたら、もっと具合の悪い患者は治るはずがありません」

一時期、こうした軽症の患者への誤った対応が各クリニックで続いた。そのためだろうか、順調に伸びていたEMSグループの患者数が減るという現象が起きた。患者数が少なくなるというのは、患者からの評価が下がったということだ。設立以来、最大のピンチだった。

「軽症でも重症でも同じ患者です。自分の状態が急を要するのか、朝まで様子を見ても大丈夫なのかは患者自身には判断できません。患者にとってはすべて救急。その基本を忘れてしまった自分を許せませんでした。ただ、失敗は誰にでもある。重要なのは、それをしっかり反省し、見つめ直して、次に活かすことです。それが人間として成長するポイントだと考えます」

いま、EMSグループでは各クリニックの標準化を図るため、看護部長に他のクリニックを回ってもらい、自分の姿を通して救急の理念をしっかり伝えるという取り組みをしている。松岡自身が出向いて説教したり注意するよりも、医師や看護師が「救急の使命とはこういうものだ」という姿を見せて相手に気づいてもらうことが重要だという。

「頭ごなしに『売上が下がっているからすべての患者を診ろ』と叱咤するのは簡単です。しかし、そう言われて嫌々診るようでは、医師も患者も不幸になります。人は自分が心から『こうしたい』『こうしなければ』と思わなければ、他人から何を言われようと動かない。患者に対する愛を自然に感じられるようにならないと救急医療はできません。そういう姿勢が信頼につ

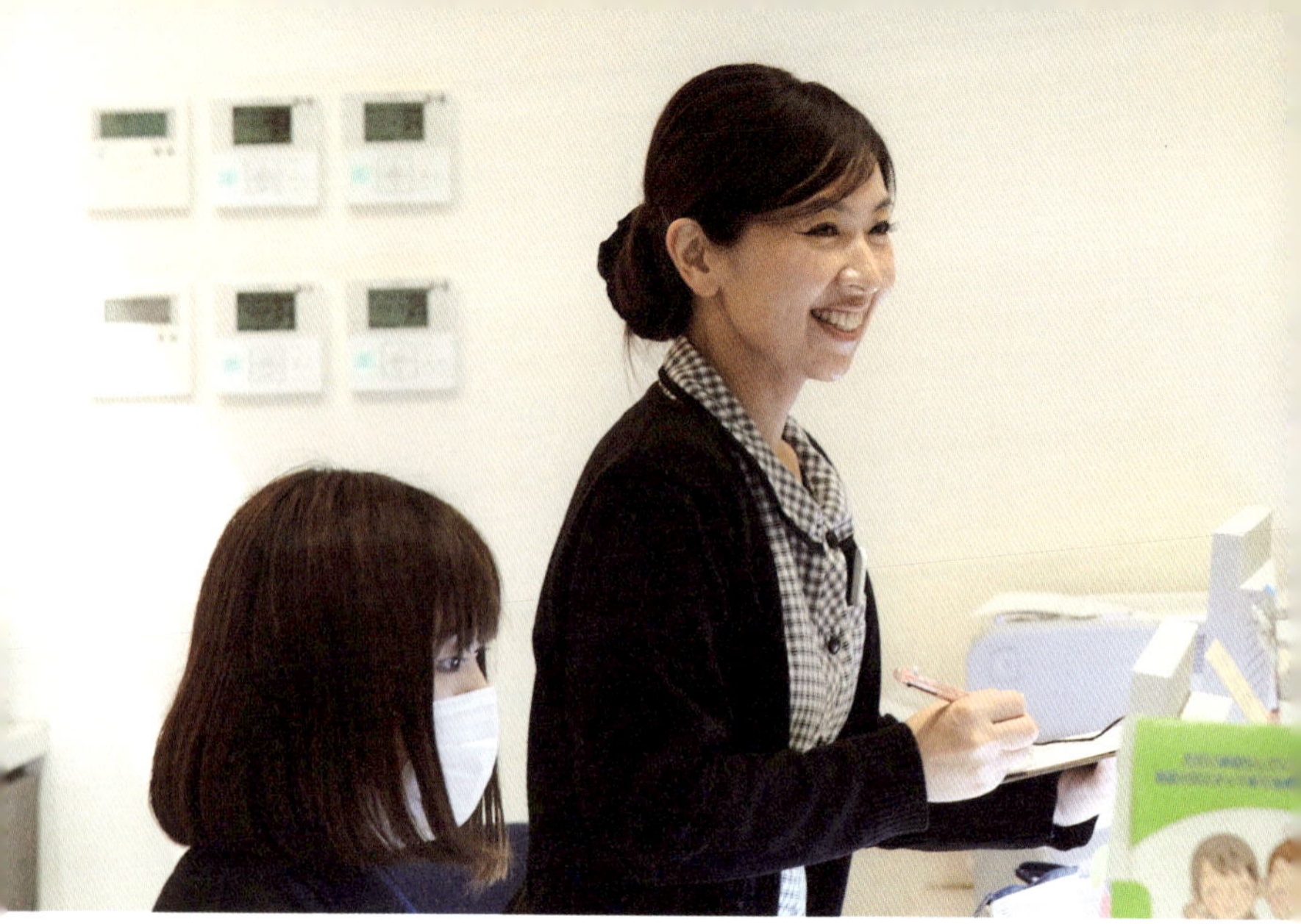

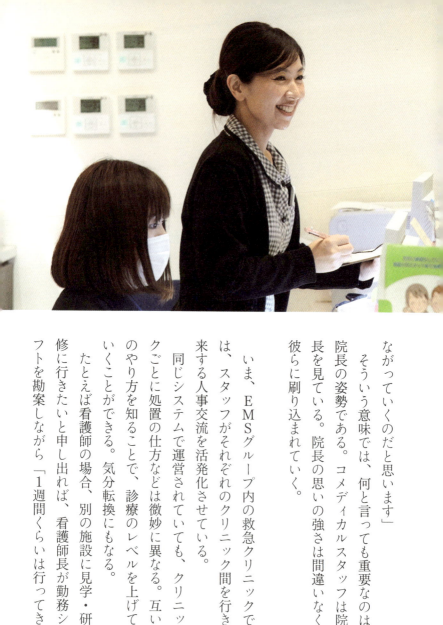

ながっていくのだと思います」

　そういう意味では、何と言っても重要なのは院長の姿勢である。コメディカルスタッフは院長を見ている。院長の思いの強さは間違いなく彼らに刷り込まれていく。

　いま、EMSグループ内の救急クリニックでは、スタッフがそれぞれのクリニック間を行き来する人事交流を活発化させている。

　同じシステムで運営されていても、クリニックごとに処置の仕方などは微妙に異なる。互いのやり方を知ることで、診療のレベルを上げていくことができる。気分転換にもなる。

　たとえば看護師の場合、別の施設に見学・研修に行きたいと申し出れば、看護師長が勤務シフトを勘案しながら「1週間くらいは行ってきてもいい」などと判断する。

すべてのクリニックが24時間365日救急対応だから、当直室は複数設置してある。当直室が足りなくて増設している施設もある。したがって、他のクリニックへ出向いたスタッフはそこへ泊まることができる。

他院から刺激を受けることでモチベーションを持続できる。これも全国展開の副産物である。

救急クリニックならEMSグループと言われるように

これまでの経験値で救急クリニックのシステム化、医療以外の業務の効率化はほぼ達成されており、開業までのノウハウも蓄積されている。

すでに「救急クリニックシステム」を確立して、物品の発注など日々の診療以外の共通事項は福岡市の医療法人EMS事務局で一括管理している。

事務局には、事務員、税理士、社労士、弁護士ほか、人事・経理・広報など多彩なスタッフが揃う。

現在、全国で人口10万人に対しての医師数の少ない地域を選び出し、行政・医師会・救急隊が三位一体となって協力して、各地で救急クリニックをつくっていく計画を進めている。

まずは、全国の医療過疎地域に10か所の救急診療所の開設を目指している。すでに行政からもたくさんの依頼・打診が来ているという。

ＥＭＳグループを支えていく核になるのは、言うまでもなく人材である。とくに、医師の確保は最大の課題だ。

最近では、グループの活動に共感する全国の医師からの問い合わせや応募が寄せられるようになってきた。

ＥＭＳグループの救急クリニック（分院）の院長は、出資の必要はない。医療法人が雇用するという形態になる。開業して地域医療に貢献したいとの意欲はあるものの、資金がない。そういったドクターにとって理想的な医療環境が用意されることになる。

松岡はいま、ＥＭＳグループ全体で救急医をリクルートするシステムをつくろうとしている。

これまでは主に同級生などを院長として起用してきた。同級生は気心が知れているという利点はあるが、それだけでは今後人材が不足する。他の世代で救急をやりたいとの希望を持っている医師も少なくない。そこで、全国の医療過疎地域と、開業して救急医療に取り組みたいという志のある医師をドッキングさせるシステムを構築しようと考えている。

「クリニックという形態上、院長の能力や人格にクリニックの実力・評判が強い影響を受けるという危うさもあります。今後の課題はいかに優秀なドクターを集めるかということに集約されます」

最近は、人材確保の試みとして、学会でのブース出展による医師募集や日本救急医学会総会でのパンフレット配布（400部）などを行っており、一定の成果が得られているという。

さらに法人としてのブランドの確立も今後の課題だ。

「救急クリニックと言えばEMSグループと言われるようになりたいと思っています。そのためには、提供する救急医療の質をさらに高め、〝救急医療専門〟の施設として患者や他の医療機関から高い評価を得られるような救急医療プロ集団を目指したいと思います」

また、松岡は2015年から、鹿児島大学医学部救急集中治療部の非常勤講師として、医学部4年生の授業や学生実習などを担当している。見学や研修は学生以外の希望者も受け入れ、大学と共同で救急医療の研修を行うシステムを構築し、鹿児島県に未来の救急医を育てる努力をしている。

重症患者を救ってこそ真の救急医

「EMSグループでは、救急医療を本気でやりたいという人を求めています。人材採用にあたって私が最も重視するのは、救急にかける思い、患者を救いたいという熱量です」

経験、経歴などは問わない。どういったキャリアの医師でもマッチングできると松岡は考えている。もちろん、一定レベルの実力は必要だ。

では、松岡はEMSで働く救急医に対して、具体的にどういった資質や能力を求めているのだろうか？

「ある程度はどんな病気や怪我でも診ることができないと困ります。重症患者にも応急処置ができて、的確に診断をして、しかるべき病院へ送り出せれば、問題はありません。いまはCTやMRIなど画像診断も進歩しているので、医師としての基本能力があればある程度の判断はできるでしょう」

EMSの救急クリニックはいずれも本院と同様に、3次救急患者でも診断可能な高度検査機器を揃える。そうした〝箱〟は用意されるので、あとは内科系、外科系である程度の経験を積んでいれば十分に対応できるという。

「むしろ、性格のほうが重要かもしれません。慎重な医師であれば突出したスキルを持っていなくても、他の医師やスタッフと相談・協力して対応するので大丈夫です。救急医療というのはそこがいちばん大切なのです。一方、独断で『まあいいだろう』と見切り発車をして、いい加減に対処してしまうドクターはすぐに落とし穴にはまってしまいます」

松岡は「救急の世界はのめり込めばのめり込むほど深く、どれだけ突き詰めても終わりのな

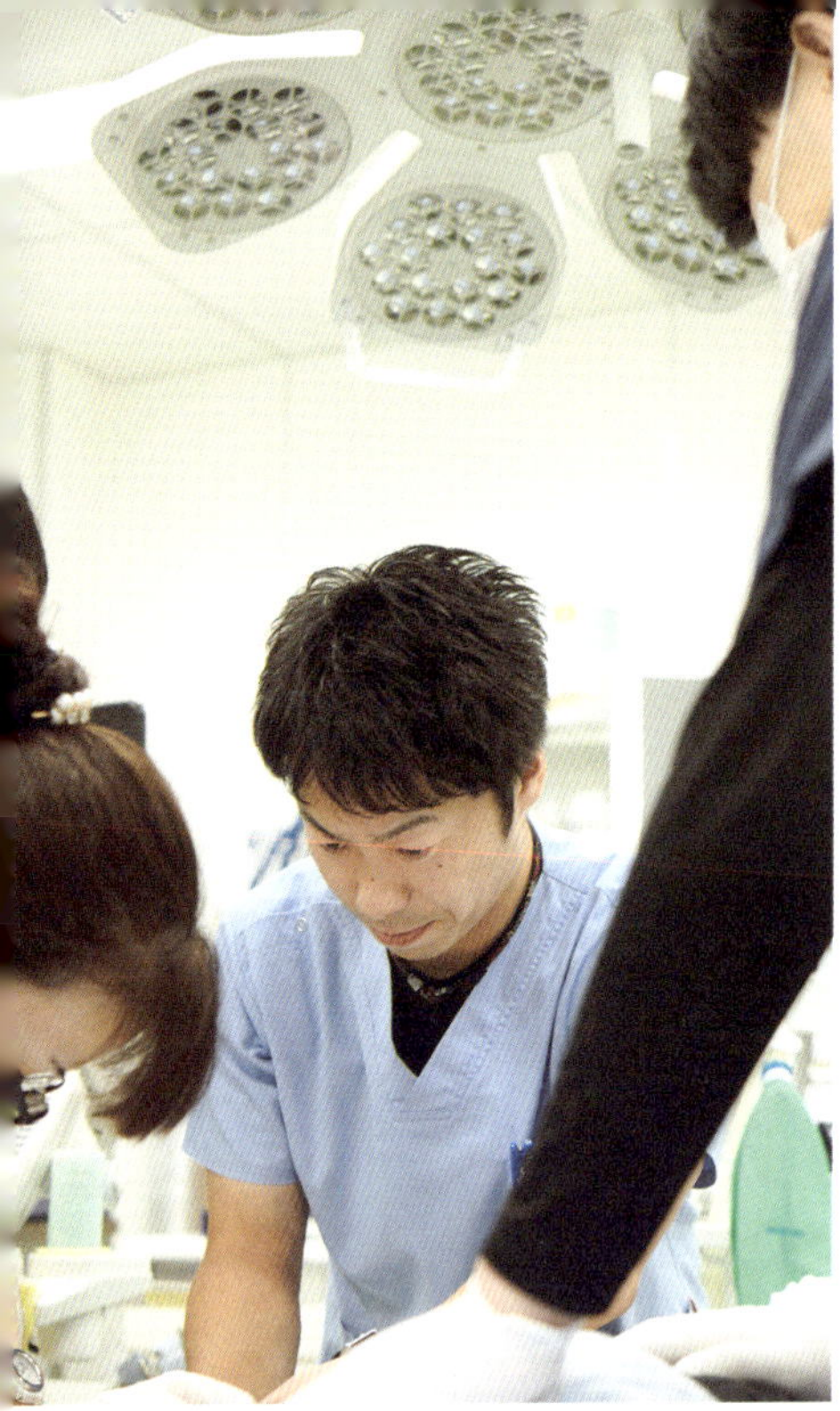

い世界」だと言う。

ある程度のレベルの救急医に達すれば、中等症までの患者を救命することは容易だ。だが、問題はその先である。

「すべての備えは、ある日突然やって来る重症患者のためにあります。そのために救急医は日々の技や知識を鍛えています。重症患者には持てる技術・知識を総動員して、集中力を高め、救命までの数十分間に全力を出し切る必要があります」

これは、恩師である財津から学んだことでもある。かつて県立広島病院に赴任する際のことだ。県立広島病院救命救急センターは3次の重症しか診ていなかった。松岡は1次も2次も扱う病院のほうがいいのではないかと財津に相談した。すると、財津はこう言った。

「軽症は誰が診ても同じだから、あとで勉強すればすぐにできるようになる。それよりも、若くて体力のあるうちに重症患者をたくさん診ておかなければダメだ」と。

軽症は医師が介入しなくても、患者自身の力で治っていく場合も多い。しかし、重症患者はそうはいかない。

「重症救急患者においてこそ救急医の真価が問われるのであり、命の瀬戸際にある患者を救うところに救急医としてのやりがいがあるのです」

ここに、松岡は徹底してこだわる。重症患者を救うことに救急医としてのアイデンティティを求め、医師としてのやりがいを強く感じているのだ。

地域全体での総合病院構想

松岡救急クリニックが開院して、すでに5年以上が経過した。

その間、松岡は救急クリニックの地域における役割を模索してきた。

そして至った結論は、救急クリニックを中心とした「地域全体での総合病院構想」だという。

救急クリニックは救急告示を受けて、その地域の救急の要のクリニックとなり、昼夜を問わず救急患者の受け入れを行う。

南九州市に大きな総合病院はなく、受け入れできる疾患は病院ごとに異なっている。したがって、とくに複数疾患を持つ救急患者は搬送先が決まらず、たらい回しにされることが日常茶飯事だった。

だが、松岡救急クリニックができたことで、すべての患者をいったん受け入れ、トリアージを行い、2次救急までは同院で治療し、その後、地域内の専門病院へ紹介するシステムが整ってきた。

「これまでは100床規模の病院をつくって全部を解決しようという考え方でした。大きく構えて、いろいろな患者に対応するために多くの科の医師を当直させ、看護師もたくさん配置する。すると、患者1人に対して全部の科のドクターが待機しているような状態になり、経営的にも割に合いません。そこで、広い地域の複数の病院を合わせて1つの総合病院と考えるわけです。当院が担っているのは救急部という入口であり、そこから各科に振り分けていくということです」

総合病院でたとえると、つまりこういうことだ。

救急クリニックは総合病院の救急科である。そして、A病院が脳外科、B病院が整形外科、C病院が内科というイメージだ。患者はまず救急科である救急クリニックを受診し、トリアージを受けて、しかるべき専門科（各専門病院）を紹介されて受診する。

救急クリニックが地域の急病の窓口になることで、地域の医療が円滑に回り、地域全体として総合病院となる。松岡はそういう体制の構築を目指しているのだ。

「昔の開業医は聴診器一つでさまざまな疾患に対応していました。しかし、それは広く浅い診療であり、医療の質は高いとは言えませんでした。これからの時代は、地方の診療所が高度医療機器を駆使して、しっかりとした根拠のある質の高い医療を実践する救急医となるべきだと考えています」

第5章

未来の救急医療を救うために

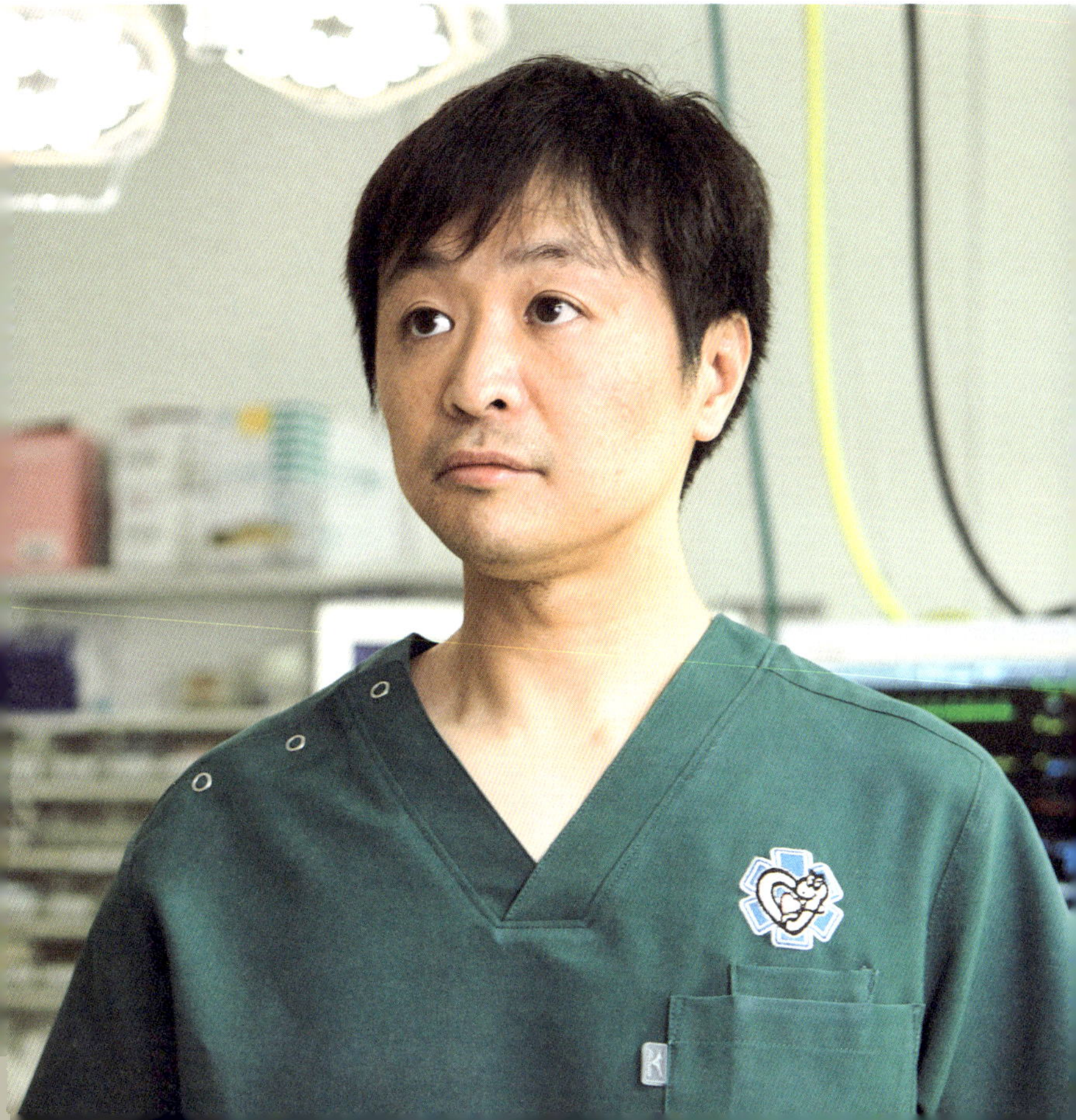

日本の救急医療が直面している危機

松岡が研修医時代に体験した「救急医に先が見えない」という状況は現在も続いている。２０１５年に日本救急医学会が25～39歳の若手救急医３８３３人を対象にアンケート調査を行った結果、57％が「一生救急医を続けられない」と回答したのだ。

その理由を尋ねたところ、最も多かったのが「いわゆる３Ｋや長時間労働」、以下「ロールモデルがいない・将来像が見えない」「他の専門科に比べアイデンティティを確立しにくい」「職場での救急医の立場に不満」などだった。

厚生労働省のデータ（２０１６年）では、病院常勤勤務医の１週間の勤務時間は救急科が63時間54分と圧倒的に多く、しかも安手の労働力として扱われがちな研修医の60時間55分を上回っていた（172ページ図５）。

さらに、労働組合「全国医師ユニオン」が２０１８年に勤務医へのアンケート調査を実施し、診療科ごとの１か月の時間外労働（残業）時間を調べた。その結果、救急科は94・４時間で最も長く、次は産婦人科の82・７時間だった。「月80時間」とされる過労死ラインを超えていたのは、救急科と産婦人科だった。

救急医療は、命の瀬戸際を扱う仕事で、ストレスが多い。にもかかわらず、労働環境が最悪で、院内での評価も低いとなれば、救急医が志半ばでドロップアウトしてしまうのも無理のない話だ。

一方、地方では医療の偏在化という大きな問題が起こっている。

まず、人口10万人あたりの医師数は都道府県によって大きな差がある。

また地方都市では、県庁所在地のある中心部に医師・看護師が集中し、その他の地域は慢性的な人材不足に陥っている。

ここ数年、医師にも「働き方改革実行計画」が適応されるようになり、過剰な時間外労働は労働基準法違反として厳しく取り締まられるようになった。

しかし、地方では人口が減少し、患者数が見込めない地域には医師が集まらない。そのため、医療者の人材も枯渇していっている。

労働時間を正しく守りながら、24時間365日、安定して救急医療を提供しようとすると、多数の職員を抱える100床以上の病院では人材確保が難しく、運営に行き詰まることになる。

事実、ここ数年で地方の中核病院では救急医療からの撤退が相次いだ。

さらに、2018年の診療報酬改訂で、100床以下の病院で救急患者を診る際には、病棟

図5　病院常勤勤務医の診療科別の週当たり勤務時間

診療科	週当たり勤務時間
内科系	56時間16分
外科系	59時間28分
産婦人科	59時間22分
小児科	56時間49分
救急科	**63時間54分**
麻酔科	53時間21分
精神科	50時間45分
放射線科	52時間36分
臨床研修医	60時間55分
全診療科平均	56時間28分

平成28年厚生労働省調べ

からスタッフを呼んではいけないことになった。従来は救急外来にスタッフが常時詰めている病院はほとんどなく、夜間外来に患者が来ると、病棟で入院患者のケアをしている看護師が救急外来に下りてくるというパターンが普通だった。

だが、この方法は認められないことになった。違反すると病院全体の売上を10分の1にするとしている。

松岡が開業する南薩地域でも、この制度のあおりを受けて、救急担当10病院のうち5病院が夜間の救急輪番を減らしたり、調整することになった。これを松岡救急クリニックが埋め合わせているのだ。

こうした状況下で、いま地方における新しい救急医療のあり方が求められている。

松岡は、24時間救急対応を行う「救急クリニック」というシステムにその突破口を見出そうとしているのである。

「救急が足りない医療過疎地に踏み込んでいくには、おそらく私たちの救急クリニックのシステムしかないだろうと考えています」

経営的な側面でも、ＥＭＳグループの救急クリニックはいずれも個人医院なので、大病院のように人件費がかからない。少人数で診療に当たるので、欠員が出ても補充が容易であり、人員確保にも苦労しない。

救急クリニックで働くという誇り

松岡が最初に救急クリニックを開業する際の不安要素の一つは、「職員が集まるか」ということだった。

職員はハローワークとインターネットの求人サイトなどで募集した。実際に募集してみると、多くの応募者があった。

実は、銀行からは「どこの病院でも人手不足でいつも職員を募集しているし、求人してもなかなか集まらないだろう」と言われていた。スタッフが集まらないだろうと懸念されていたのだ。しかし、それは杞憂に過ぎなかった。

救急医療に携わるには、経験豊富なスタッフでなければ難しいのではないかというイメージがある。だが、松岡救急クリニックでは新人でもすぐに仕事が上達していくという。そのいちばんの理由は「地域に貢献できる救急クリニックに勤めているという誇りがあるからではないか」と松岡は見ている。

患者から「ここに来てよかった。ありがとう」と言ってもらえることも少なくない。そんな病院がはたしてどれだけあるか。人間、褒められるともっと頑張ろうと思う。見られているという意識も強くなる。だから、どんどん成長していくのだ。

「よかった、ありがとう。この言葉がわれわれの原動力です。救急はきつい。きついからこそ、やりがいがあり、そこに心からのありがとうがある。心からのありがとうは、簡単にはもらえないから嬉しいのです。これはお金では決して買えません」

看護師などのコメディカルで救急をやりたいという人は多い。とくに看護師にとっての花形は救急とオペ室とICUと言われている。

「病棟がなくて救急だけに専念できるというのは、看護師にとって魅力的なのだと思います。そこはある程度予想していました。また、仕事にメリハリができて、休めるときにはしっかりと休めるというのも働きやすさにつながっていると思います」

松岡が人材として求めるのは、「救急医療を通して社会貢献をしたいといった言葉が素直に出てくるような人」だ。実際、「自分はこうしたい」という明確な考えを持っている意識の高い人が集まってくるという。

ＥＭＳの救急クリニックで、有名病院に勤めていた看護師長が自ら希望して救急クリニックに転職したという例もある。

とくに3次救急まで受け入れることで、スタッフは使命感を感じられる。救急医療は「やりがい」の点では申し分ないのだ。

しかし、医師はやはり救急を敬遠する人が多い。長く拘束されるからだ。救急で受け入れ、必要があれば手術もしなければならない。入院して急変する場合もあり、仕事に終わりがないのである。

救急医のワークライフバランスを重視

救急医療は激務で、志半ばで燃え尽きてしまう医師は少なくない。医療従事者の犠牲の上に成り立つ医療はやがて破綻する。

松岡がＥＭＳグループとして救急医療に取り組む上で重視しているのは、医療従事者のワークライフバランスだ。

松岡自身、「一生、救急医として働きたい」と思って、いろいろな医療機関に勤めたが、ワークライフバランスの取れる職場は皆無だった。

だから、救急医療の分野で「やりがい・休日・給与」のバランスが取れる職場を自分でつくりたいと考えたのだ。

「救急医は一生続けられないと誰もが言いますが、決してそのようなことはなく、やりがい、休日、給与のバランスが取れていないだけなのです」

松岡は、救急医療のプロ集団として職場環境の改善に力を入れている。

「救急の勤務医は拘束時間が長く、自己犠牲のもとで昼も夜も勤務しています。しかし、それは現代の働き方にはそぐわないと思います」

そこでEMSグループでは、常勤医は週3日勤務（うち2日当直）で、それ以外は緊急の呼び出しなども一切ない体制にしている。つまり、完全な「週休4日」を実現しているのだ。

たとえば、1週目は週の後半、2週目は前半の勤務にすれば続けて1週間の長期休暇が取れるわけである。

松岡自身の典型的なスケジュールは、週3～4日は24時間勤務で、3～4日は休日になる。当直が2日続けば最長で48時間勤務が続くこともあるが、その間、一睡もできないというわけ

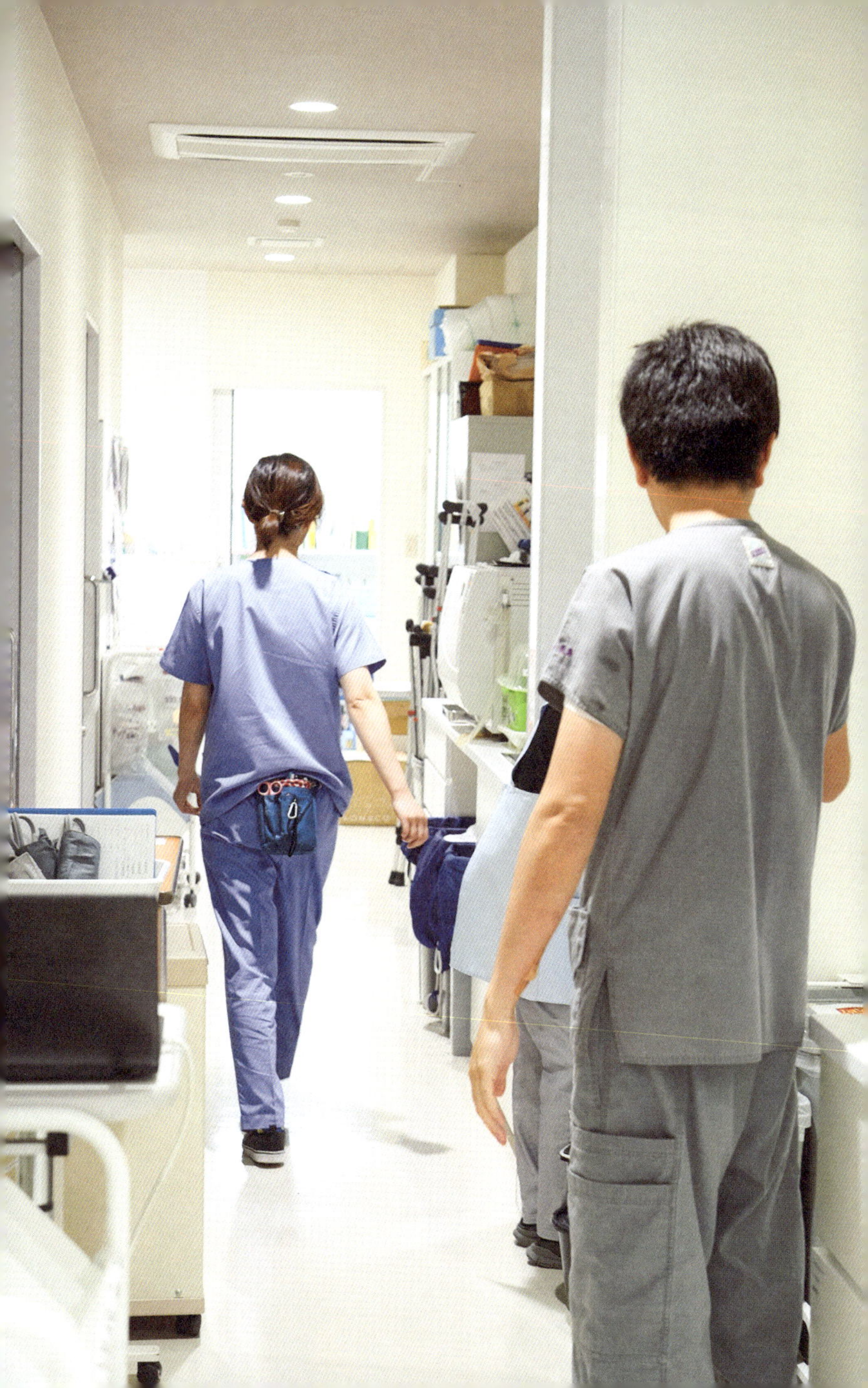

ではない。

まとめて働いて、休みもしっかり取る。それがEMSグループのクリニックの勤務スタイルである。

また、EMSグループの救急クリニックはすべて地方の過疎地にあるが、本人・家族のQOL（生活の質）を考え、勤務地のある地域に住むことを求めていない。全国からの通勤を可とし、飛行機や新幹線などの交通費を全額支給している。

救急医が仕事を長く続けられない大きな理由は、過酷な勤務であるにもかかわらず、給料が安いということがある。

日本では、勤務医の場合、医師免許を取得して何年かということで大筋の給与が決まる。これは精神科であっても救急科であっても同じであり、専門職ということで一律になっている。それなら、楽な診療科のほうがいいと考える医師がいても不思議ではない。だから、救急医へのなり手がいない。

EMSグループの救急クリニックでは、給与は十分な金額を準備している。救急医療は体力的な問題もあるので、60歳で早期退職できるように退職金も積み立てている。60歳以降は、非常勤で好きなときに勤務する体制を考えている。

一方、看護師の勤務体制は3交代制あるいは2交代制だ。「有休完全消化、残業禁止」を目標にしている。実際に残業は月平均5時間未満であり、有給休暇は全員がすべて消化している。積極的に連休を取ることも勧めている。

救急医療を続けたいという医師も少なからずいる。だが、やりがいはあるものの、休みや給与のバランスが取れないため、無念にも辞めてしまうケースが多い。一方、全国には救急医療の足りない地域がたくさんある。全国通勤可能で完全週休4日など、救急医のワークライフバランスを取ることで、両者をうまくマッチングできることになる。これが救急医療を充実させるためのEMSグループの戦略である。

救急隊の技術向上も重症患者の救命に欠かせない

松岡は現在、地域の救急医療のさらなる質の向上を目指している。

その取り組みとして、認定看護師による市民へのBLS（一次救命処置）講習、救急隊へのクリニックでの実習や症例検討会、救急クリニックでは看護師のさまざまな資格の取得や学会発表・論文作成の奨励、後方病院との連携の強化などを行う。

なかでも重視するのは救急隊の役割だ。

「患者に最初に接するのは救急隊であり、重症患者を救命するためには救急隊の技術向上が欠かせません」

松岡救急クリニックは「特定行為指示病院」である。救急救命士は医師の具体的な指示がなければ、厚生労働省令で定める救急救命処置を行うことはできない。特定行為指示病院というのは、除細動や輸液ラインの確保、気道確保、気管挿管などの特定行為を行う場合にその指示を出せる病院である。

特定行為指示病院は普通、大学や民間の高度救命センターが行っている。個人医院が行っているのは、全国でも松岡救急クリニックだけである。これは通常では考えられないことで、救急隊からの絶大な信頼がなければ特定行為指示病院にはなれないのだ。

特定行為指示病院の役割には救急救命士の教育も含まれる。松岡救急クリニックでは、救急救命士の病院実習の受け入れを最短３日から最長２週間まで行っている。２０１７年の実習受け入れ実績は26人だった。

また、同クリニックと救急隊との間では年２回、重症患者の症例検討会を行っており、搬送から処置までの過程を検証している。

救急隊との症例検討会は救命救急センターなどのある大きな病院が行うのが一般的だが、南九州市で最も多く重症患者が搬送されてくるのが松岡救急クリニックなので、同クリニックとの間で行われている。

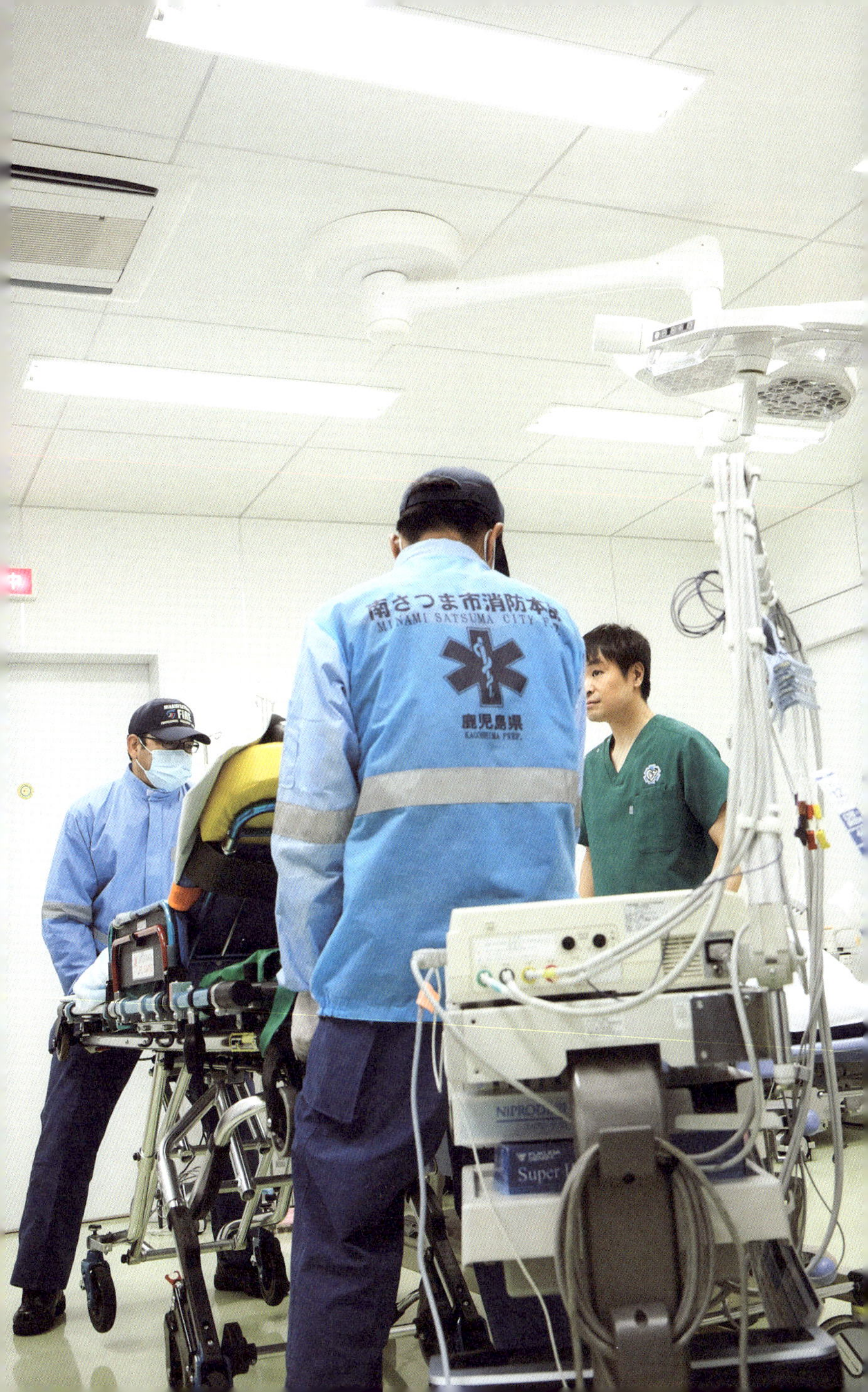
南さつま市消防本部
MINAMI SATSUMA CITY F.D.
鹿児島県
KAGOSHIMA PREF.
FIRE
NIPRO
Super

症例検討会で検証された症例の一部を紹介しよう。

食事中に窒息して心肺停止になった患者がおり、救急隊が出動。松岡が救命処置を行う指示を出し、搬送されたが、残念ながら助からなかった。

その患者はもともと精神疾患があり、普段から抗精神病薬を服用していた。心肺蘇生のためにはアドレナリンという薬を投与するのだが、抗精神病薬を内服している患者にアドレナリンを投与すると血圧が急激に下がる危険性があるとされる。はたしてアドレナリンを投与するのがよかったのかどうか。松岡はその点を検討課題とした。

また、搬送場所についても検証が行われた。松岡救急クリニックまで搬送するのに30分ほどかかったが、後から計算すると別の救急指定病院には18分で到着できることがわかった。そちらに搬送したほうがよかったのではないかということも症例検討会で話し合われた。

「症例検討会は、とくにうまく救命できなかった患者の搬送から処置までを見直すことで、明日の救命へとつなげる目的があります。こうした振り返りをしっかりと行って、経験を積み重ねていかないと助かる患者も助からなくなってしまいます」

南九州消防署の職員からもこの症例検討会はじめ、松岡救急クリニックの地域での教育的な貢献についての指摘がある。曰く、「症例検討会などでは救急隊目線で説明してくれるので勉強になる」「救急隊員の病院実習での実習内容が充実した」「顔の見える関係が築けており、医師・看護師に気軽に相談できる」などである。

いまでは、他の救急隊からも松岡救急クリニックでの「症例検討会を聞きたい」という要望が増えているという。

さらに、松岡は行政との連携を強め、救急医療の政策への貢献にも意欲を示し、救急クリニックの情報を県や国にフィードバックする、国会議員と情報を共有し、勉強会や意見交換会を開催する、県議会議員の行政視察を受け入れるなどの取り組みを行っている。

救急科こそが本当の「総合診療科」

「2030年問題」をご存知だろうか？

人口が減り、超高齢社会へと人口動態が変化することで社会にさまざまな変化が起こると予想されている。もちろん地域医療もその問題の中心にある。

2030年には人口の3分の1が高齢者になる。高齢化に伴って日本人の疾病構造はすでに大きく変化している。多くの人が長生きするようになり、それに伴って慢性疾患とも長く付き合うことになる。

そして、多くの高齢者が複数の病気に罹患している。高血圧、脂質異常、糖尿病などから動

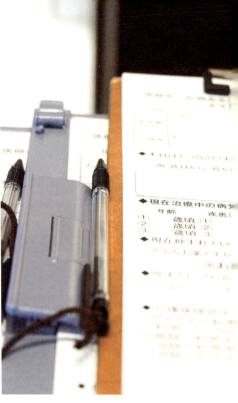

脈硬化になり、脳血管障害、心臓疾患、慢性腎臓病を発症する。もちろん、がんも増えてくる。骨・関節・神経疾患、骨粗しょう症からくる骨折なども起きる。

1人の患者にこうした病気が次々と、あるいは同時に起こるため、患者はいくつもの医療機関の診察券を何枚も持つことになる。

「お薬手帳を見ると、実に20種類の薬を内服している患者もいます。そのうち数種類は同じ薬効だったりするのですが、医療機関同士の連携は取れていないため、医師はお互い気にせずに処方しています」

こうした患者が急変して救急車を呼ぶことになった場合、救急隊は判断に迷い、臓器別の専門病院への搬送先を絞り切れない。こうしたことから、たらい回しが起こることになる。

日本はいま、アメリカの制度を真似て、より専門性の高い新専門医制度をつくるという方向へ進んでいる。そうなると、ますます自分の専門以外は診なくてもいいということになってしまう。だが、たくさんの病気を抱える高齢者がこれから増えてくるのであるから、臓器別の専門医制度はあまり有効ではないと言えるだろう。

「どんな患者でも診ることのできる医師をつくらなければいけないと考えています。診ようという気がなければ、本当に診ることができなくなってしまう。そういう医師があふれています。だから、日中は病院がたくさんあっても、夜になると患者の行き場がなくなってしまいます」

近年、国では新専門医制度の一方で、医療の行きすぎた専門化・細分化への反省から「総合診療医」の育成を進めようとしている。全国的に総合診療科を設置する病院も増えている。

総合診療科というのは、特定の臓器や疾患に限定せず、総合的な能力を持っている医師が多角的に診療を行う部門だ。将来的には医師の3～5割が総合診療医であってもいいのではないかとの議論もある。

「しかし現実には、ドクターの間では総合診療というと〝隙間産業〟のようなイメージが持たれており、専攻する人はほとんどいません」

専門性が見えにくいことから、総合診療医は誰も診ない病気の担当、いわば隙間産業と見られがちだ。そして、救急は振り分け役と考える向きも少なくない。

だが、松岡は「救急科こそが本当の総合診療科」だと強調する。

「内科がいろいろな専門に分かれてきて、原因不明の熱や感染症など、どこにも分類できない

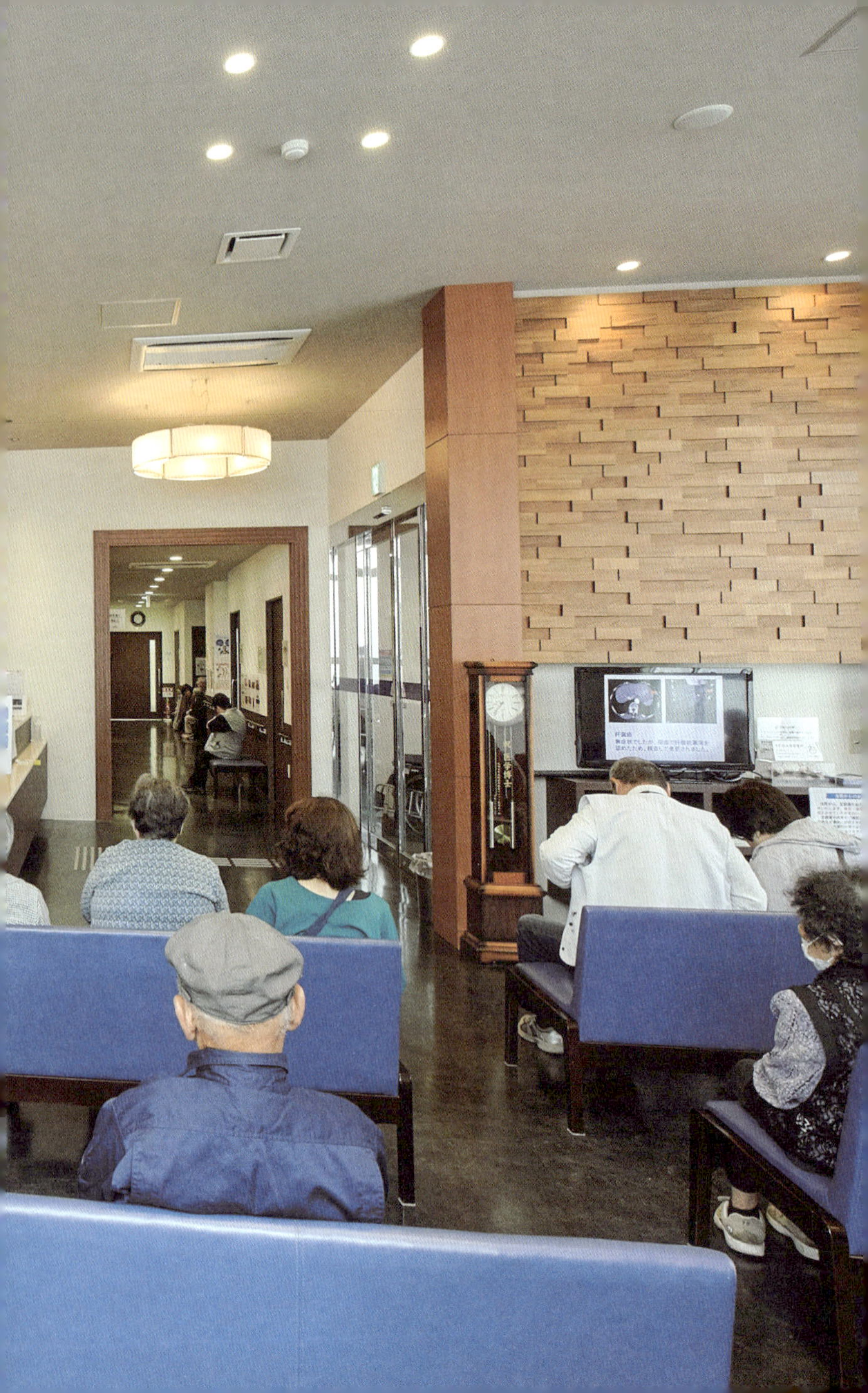

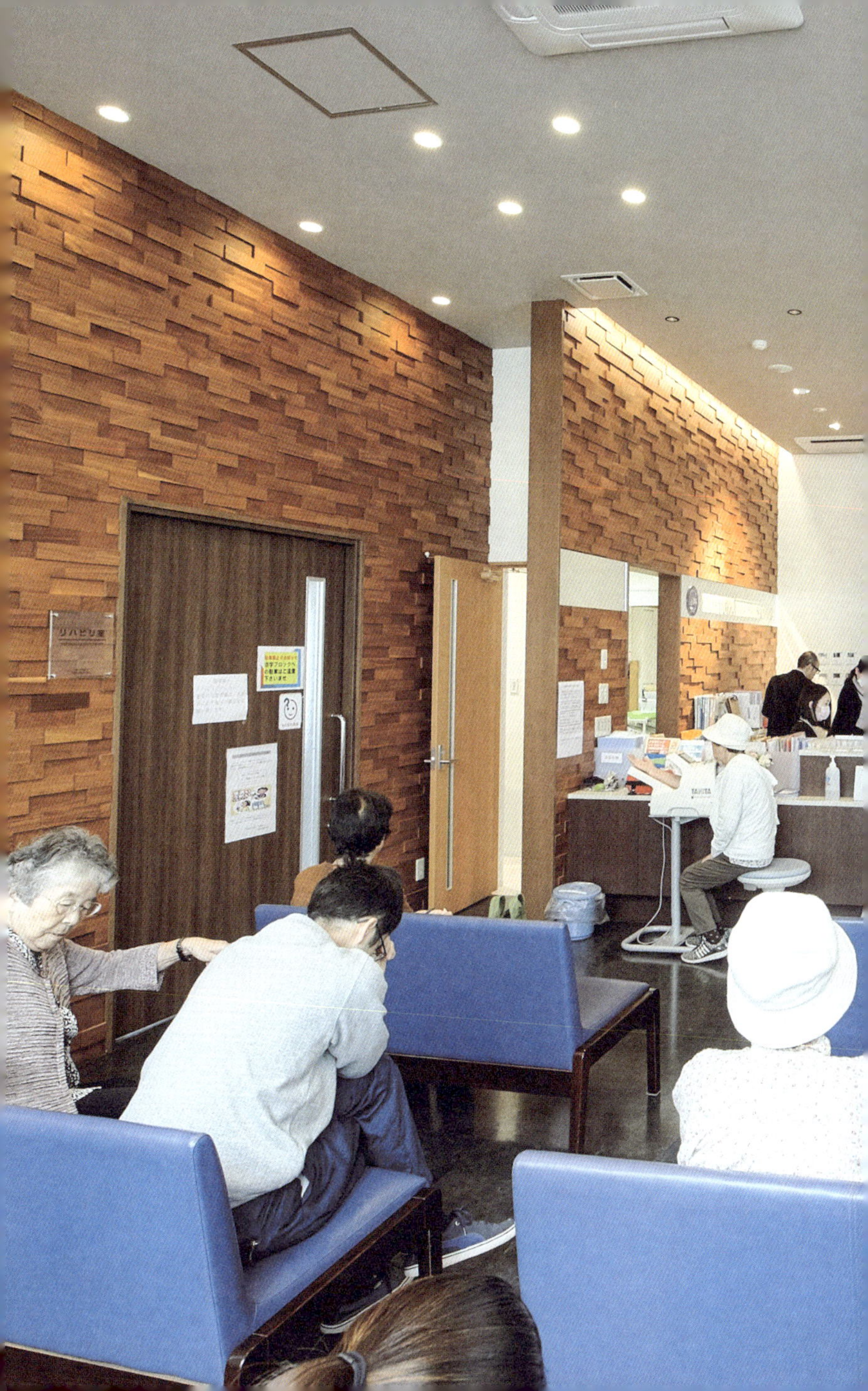
リハビリ室

疾患を診るのが総合診療科という位置づけになってきました。そこに欠落しているのは救急処置です。つまり、重症患者が来ると総合診療科はまったく手出しができなくなってしまうのです。一方で、病院の救急科は急性期しか診ないので、じっくり患者を治療しません。しかし、EMSの救急クリニックでは急性期はもちろん、かかりつけ医としても患者を診るので、そこで働く医師こそ真の総合診療医だと思うのです」

とくに地方では医師の高齢化も進み、開業医は減少すると予想されている。その結果、1人の開業医が複数科を担当する必要性が出てくる。総合医の力が必要になってくるわけだ。松岡は、いち早くその状況に気づいて、救急だけでなく〝かかりつけ医〟としての機能を充実させ、まさに総合診療を行うことで地域全体の医療の効率化に貢献しようとしている。

医療過疎地域に救急クリニックが開院して、その上かかりつけ医の機能も果たしてくれるとなれば、市内まで通院する必要がなくなる。

そもそも、患者は地元で治療したいと思っている。それも、風邪などの簡単な治療だけでなく、より高度な医療を求めている。医師の足りない地方だからといって、医療の質を落としていいわけではないのだ。

松岡救急クリニックでは、臓器別ではなく、全身の総合診療を行う。複数の診療科の疾患を1つの施設で診察・管理するので、内服薬も整理されて不必要な処方は減る。

何よりも1か所で全身の体調管理をしてもらえるのだから、患者はとても助かる。1日に何か所も病院を回って時間を使わなくてもいいし、初診料・再診料を何度も払う必要もない。複数の医療機関で採血やX線検査などを何度も受ける必要はなくなり、無駄な検査が省かれる。

松岡救急クリニックでは、患者の過去の検査情報はすべて電子カルテに保存されており、いつでもすぐに調べることができる。それらは急変時の素早い情報収集に役立ち、救命率の向上につながる。それは最終的に医療費の節約になる。

以前のように、過去のカルテやX線フィルムをカルテ庫から探す必要もない。カルテを最初からめくる必要もない。同院では、患者の治療歴や検査歴は整然と年数ごとにファイルに収められており、ワンクリックでいつでも呼び出せる。これを蓄積することで、患者個人のカルテを充実させ、治療の質を向上させているのだ。

実際に、松岡救急クリニックが開院してのち、南九州市の医療費は減少したという。

救急医としての強い覚悟を持ちたい

ＥＭＳグループの救急クリニックの噂が広まるにつれて、その存在意義が注目されるようになってきている。

全国の救急医から、「見学に行きたい」「将来が見えないから相談したい」といった問い合わせが来るようになっている。明るい兆しである。

その光の道筋を松岡が開いたことは間違いない。

相談に来る医師の中には、普通のクリニックを開業しようとしている人もいる。そういう人に対して松岡は、「救急医は医者の中で最高のスキルを持っているわけだから、それを生かさないのはもったいない。もし自信がなければ、全額融資するので一緒に救急クリニックをつくりませんか？」と話をするという。

それでも思い切れない医師も少なくないという。「そこまですることに何のメリットがあるのか？」と聞いてくる医師もいる。「メリットはなく、むしろリスクが増えるだけなのですが、医療の足りない地域に貢献できるという達成感や満足感は得られます」と答えると、「そんな人がいるんですね」と半ばあきれ顔をされることもあるという。結局は、覚悟の問題である。

一方では、間違った方向に進む人も出てきたことを松岡は危惧している。

「救急クリニックという名前にすればうまくいくと考えて、日中だけ開くなど中途半端なスタイルで開業するケースも出てきたのです。それぞれ考え方はあると思いますが、夜はきついから休むというのは中途半端です。覚悟がない。やるなら徹底してやらないと、患者に申し訳ないと思います」

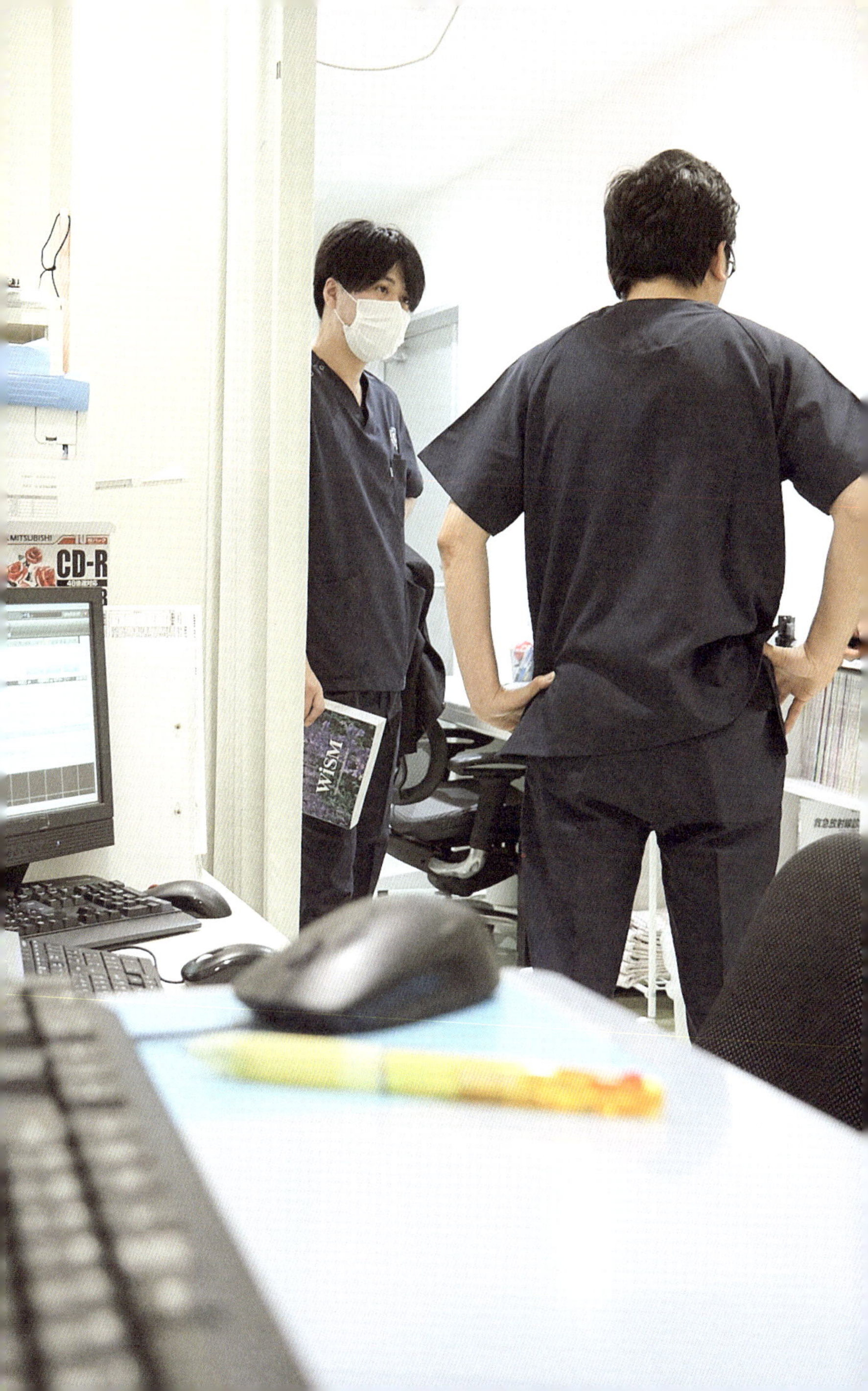
MITSUBISHI
CD-R
WiSM

前述したように、松岡は救急医療に出会ったことで、生きる姿勢が劇的に変わった。中途半端な関わりをすることが人の命に直結すると痛感したからだった。

もちろん、財津の影響が大きかった。研修医時代にこんなことがあった。

ＩＣＵでは朝、患者の血液ガス分析という検査をすることになっている。酸素濃度や電解質バランスを診る検査で、これによってその日の治療方針が決まる。

したがって、患者全員の血液ガスの数値を出さなければならないのだが、１人あたり３～４分かかる。救命センターの朝は早く、７時からカンファレンスが始まる。それに間に合うようにデータを揃えるには、30人の患者がいれば90分はかかるので、５時半には起きる必要があるのだ。

だから、スタッフは面倒がって適当にやっていた。松岡も例外ではなかった。

ある朝、財津に「この数値で今日の治療方針が決まるのに、これをいい加減にやっているのはどういうことだ」と叱責された。

「ハッとした。まさにその通りだと思いました。なるべく眠って自分が楽をしたいからと怠けてしまった。患者のことを考えてはいません。この患者にもあの患者にも大切な家族がいるし、子どももいるかもしれない。救急の現場はそんな患者にとって１日１日が勝負です。やるべき検査をせずに治療が進まなくなれば、命に関わることもある。適当にやっていては、助かる患者も助かりません。その頃から私は、医療へ真摯に向き合わなければならないと考えるようになりました。今後一切、『まあいいか』という安易な妥協はやめようと誓ったのです」

こうして松岡は、救急医療という〝尺度〟に自分を合わせていったのだという。

救急クリニックが救急車の出動回数を減らす

突然の病気や怪我の際に、強い味方になるのは救急車だ。その出動件数は年々増加している。総務省消防庁の集計によると、2017年の全国における救急車の出動件数は634万21 47件で過去最多を更新した。これは5秒に1回のペースで出動している計算になる。搬送者の58・8%を65歳以上が占めており、高齢化の進展が増加の理由と見られている。

しかし、なかには急ぐ必要のない出動も少なくない。出動件数の約半数は入院を必要としない軽症だという。

真夜中に救急車を呼んで病院へ行き、「いつもの湿布をもらいに来た」などという患者もいるという。さらに、マスコミ報道などで知られるように、タクシー代わりに救急車を呼ぶというとんでもない輩もいる。当直医にしてみれば「本当の緊急以外は来てほしくない」というのが本音だろう。

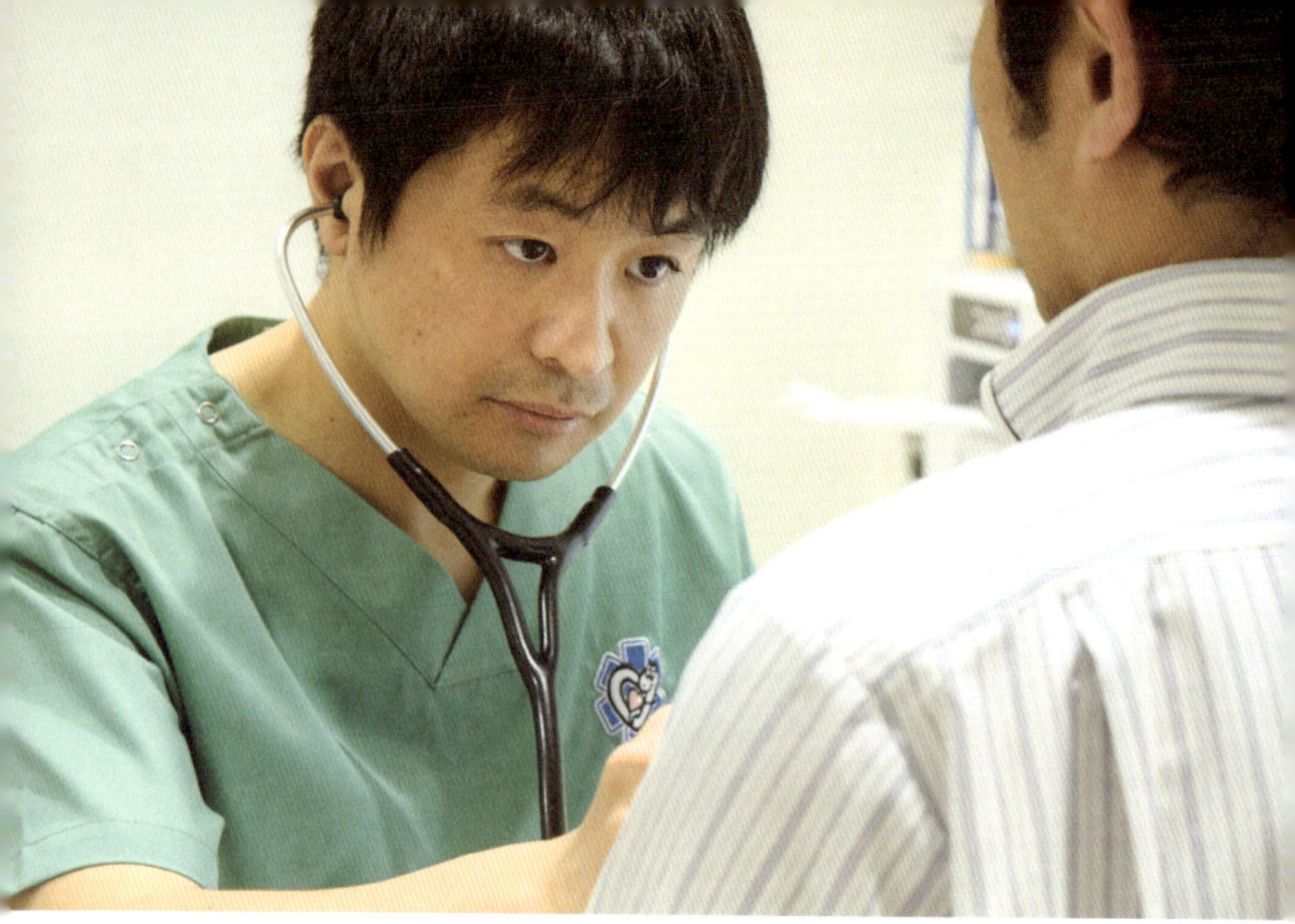

「安易に救急車を呼ばないという患者教育も必要です。ただ、患者側の事情も理解できます。もちろん病態によっては救急車を呼ぶべきときもありますが、救急車を呼ぶ側は患者が重症なのか軽症なのかわかりません。それでどこへ行けばいいかわからず、焦って救急車を呼んでしまうのです。実は過日、夜中に私の娘が熱性けいれんを起こし、何軒かの病院へ電話したのですが、どこも診てくれませんでした。私は医者で、けいれんは座薬を入れれば止められることがわかっているので慌てませんが、一般の人はパニックになると思います」

こういうケースでも、地域に松岡救急クリニックのような医療機関があれば「すぐに来てください」と受け入れてもらい、事なきを得ることになる。「いつでも、何でも診てくれる」と

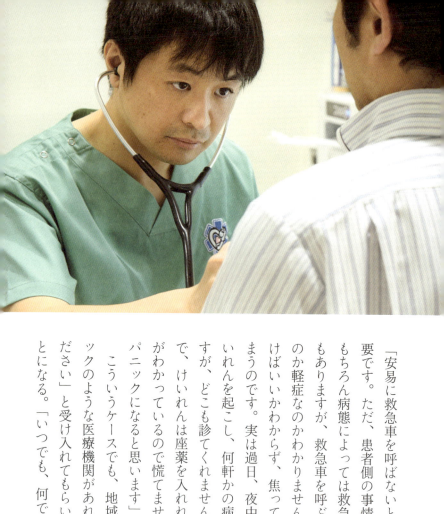

いう病院・診療所が地域に1つでもあれば解決することだ。「緊急の場合はここに行けばいい」という安心感があれば、患者が慌てて救急車を呼ぶケースはぐっと減るはずだ。

南九州市では、救急車の要請があると、救急隊が患者の状態から判断して「松岡救急クリニックに聞いてみてください」と対応することもあるという。同院が救急隊からの絶大な信頼を得ているためだ。そういう形で救急車の出動回数を毎年減らしており、医療費の削減になっている。

だが、最近は他院の医師がその真似を始め、救急病院であるにもかかわらず、緊急連絡をすると「担当医がいないので松岡救急クリニックに行ってください」と言って電話を切るというケースまで出てきているという。

救急医にとって人の死は日常

24時間365日、患者を受け入れる松岡救急クリニック。医師の当直は週2日ほどだが、それでも24時間待機しているのは体力的に厳しい。仮眠が取れない日もある。患者が来ても来なくても24時間拘束されるのはかなりのストレスになる。

「救急医は、夜中に患者が来ると『こんな時間に』とつい考えてしまいがちです。しかし、そこで考え直すのです。こんな時間に来るほど患者は困っているのだとポジティブにとらえる。せっかく当直しているのだから、こんな時間でも自分は役に立てるんだと思えばいいわけです」

だが、救急医にとっての本当のストレスはまた別のところにある。日常的に「人の死」に直面しなければならない仕事だということだ。

救急医療の現場は特殊だ。普通の人は一生のうちに人の死に直面するのは、家族の死などせいぜい数回だろう。しかし、救急医にとってそれは日常茶飯事だ。

「テレビドラマではスーパードクターなどが出てきて、『助かってよかった』みたいな話になりますが、現実にはなかなかそうはいきません。ハッピーエンドはほとんどない。手を尽くしても亡くなってしまう悲惨なケースが多いのです」

研修医時代、こんな例があった。

ある夜、中学生の女の子が全身やけどの危険な状況で搬送されてきた。

母親が再婚し、前の夫との娘がうとましくなり、娘にガソリンをかけて火をつけたのだ。娘は火だるまになって隣の家に駆け込んで、救急車を呼んでもらった。最初は意識があって、娘は「お母さんがやったんじゃない」と言い張った。ＩＣＵを訪れた警察に何度聞かれても、決して母がやったとは言わなかった。

やけどは、最初は意識があっても、だんだんと状態が悪くなっていく。その子もやがて意識がなくなっていった。後日、母親と内縁の夫が容疑者として逮捕された。娘はその日に涙を流しながら亡くなった。

研修医時代には次のようなケースも経験した。

娘が産気づき、その母親の車で病院へ行く途中、車がダンプカーと正面衝突した。運転していた母親は即死。娘は車に挟まれて救出に時間がかかり、救命救急センターに搬送されてきたが、お腹の出血が止まらなかった。

赤ちゃんはもう無理だということで諦めざるを得なかった。ところが、県内の血液を集めてもまだ足りないくらい、患者の出血が止まらず、子宮も摘出した。

そこへご主人が到着した。ご主人は赤ちゃんが生まれたので呼ばれたのだと思い、おむつを持ってきていた。そのご主人に事故の話をしなければならなかった……。

「とくにつらいのは自殺です。救急をやっていて自殺志願の人を助けると、あとで自分は何をやっていたのかと無力感に襲われることがあります」と松岡は言う。

会社を経営していたある男性が、借金がかさみ、保険で負債を返そうとして除草剤を飲んで自殺を図った。

シアン中毒で助けるのは難しいかと思われたが、松岡は手を尽くして救命した。人工透析を使うという当時としては画期的な治療を行ったのだ。

論文に発表したところ、アメリカ陸軍から表彰された。シアンは化学兵器に使われるものであり、それに対する新たな治療法を見つけたという理由だった。

患者は助かったが、のちに妻が「いっそ死んでくれればよかったのに」とつぶやくのを聞いた。夫は借金があるのに生き延び、しかも長期間ＩＣＵに入ったので、治療費が何百万円もかかった。

その男性は退院してまもなく、飛び降り自殺をして亡くなってしまった。

救急医療の現場にはこうした悲惨な死があふれている。「不幸なドラマを現実に見せられているような患者が続く」と松岡。救急医にとってそこは修羅場の連続なのだ。

「たくさんの方の生死に関わることが日々の仕事です。重症患者を助けることは本当に難しく、患者が亡くなったら私たちの敗北です。家族の方には本当に申し訳がたちません。しかし、そこで深く考えすぎてしまうと、自分のメンタルがやられてしまいます。患者は次々にやって来ます。助けることができなかった患者には、心の中でお詫びをして、次の方の救命に向かうし

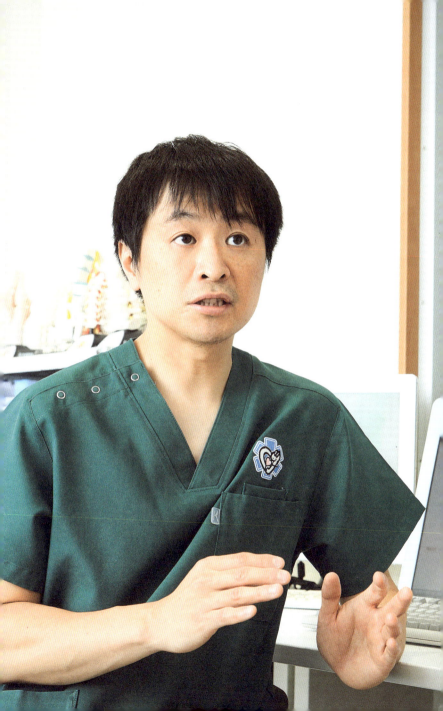

かありません。助けられなかった方の死を次にどうつなげるか。それが私の使命だと思っています」

そこで考え込みすぎて、うつになるなど精神がやられてしまい、救急医をやめてしまう医師も少なくない。松岡の知人で医師をやめて農業に転じた人もいるという。

しかし松岡は、死が身近にある現場だからこそ、「助けられたときの喜びは何ものにも代えがたい」と言う。

「私の場合、自分では気づいていませんが、メンタルバランスを取って安定させることができているから続けられているのかもしれません。救急医療に身を投じ、精神的にタフになったのはたしかです。少々のことでは動じなくなりました。もちろん、根底には救急医療が好きだという気持ちがあるのは言うまでもありません」

心が折れそうになる場面を毎日見せられながらも、考え方をポジティブに切り替えることができる。それはプライベートが充実しているからという側面もある。

「自分の時間をどうつくることができるかが大事だと思います。仕事が忙しいので、家に帰ったときはだらだらと過ごすこともできるのですが、私は休日には家族で旅行に行ったりして思い出をつくるようにしています。それが貴重な時間になってストレスも忘れられます」

松岡は「今度の休みは家族とここへ行くぞ」と決めて、綿密に計画を立てる。

「家族の意見を電話で聞きながら、休みの日のスケジュールを時間ごとに決めていきます。仕事を終えて自宅に帰る頃には旅程も完成し、いよいよ家族との楽しい時間が始まるというわけです」

それで仕事へのモチベーションも上がる。そして、休みに入った瞬間に完全に切り替えて、仕事のことは一切忘れる。こうしてオンとオフを切り替えて、自分の時間を有効に使うことがリフレッシュするために大事だという。

何かを犠牲にしてやるのを日本人は美徳と考えがちだ。松岡も、かつては家族に迷惑をかけて救急現場に身を浸していた時期がある。

「何かを犠牲にして、それに対する後ろめたさを感じながら仕事をするというのは、望ましいことではありません。仕事とプライベートのバランスを取ることで両方を充実させることができます」

だからこそ、ＥＭＳグループでは医療従事者のワークライフバランスをとても重視しているのである。

自分の「生」が逆照射される仕事

こうして松岡は回り道の末、自分の〝天職〟と言える場所にたどり着いた。

いま目の前で苦しむ人に手を差しのべる。そんな救急医療こそが医の原点ではないか。松岡はそう思っているという。

そして、人の生死を目の当たりにする現場に身を置くことで、自分自身の〝生〟を精一杯生きているかどうかが逆照射されることになる。

「命の尊さを深く感じることができ、日々生きていることに感謝ができるのは、人間はいつ死ぬかわからないというリアルな現実を見ているからです。それに毎日向き合うのはつらいときもありますが、逃げずに真摯に向き合うことで、生きていく原動力が生まれます。患者を助けることができた日はご機嫌で過ごし、患者が亡くなった日は独り落ち込んで心の中で泣く。その繰り返しです。

でも、これほどやりがいのある仕事は他にありません。妻や子どもからも尊敬のまなざしで見てもらえます。私は、他人からの評価ではなく、自分の中で納得できる人生であるかどうかを大事にしています。何かを我慢しながら、ごまかしながら、言い訳をしながら生きたくはありません。

ただ、家族からの評価は素直に嬉しいです。子どもからは尊敬される父親でいたいし、妻の前ではかっこいい夫でいたいのです。医学の神様・ヒポクラテスがこう言ったそうです。『自分が最も尊敬するのは、人が急変したときに適切な処置をする医者だ』と。これがまさに救急医です。救急医は3Kかもしれませんが、私にとっては世界一かっこいい仕事です」

いま、EMSグループのクリニックは少しずつ広がりを見せている。松岡の志に賛同する意欲ある仲間も増えてきたという。

ただし、「24時間365日、患者を断らない」という方針を貫くには相当な覚悟がいることも厳然たる事実である。

松岡は言う。

「最近、『救急』という名を冠しながら、夜間はまったく診療しない、あるいは非常勤医だけを置いているなど、実態が伴っていないケースも出てきました。それで『救急』を名乗っていいのだろうかという疑問があります。たしかに、きつい仕事ですし、自分の生活やプライベートも大事でしょう。しかし、ぜひ救急医療に真正面から取り組んでくれる医師が増えてほしい。私は強くそう願っています」

EMSグループの救急クリニックは日本救急医学会でも注目されている。最近、学会で「救急医の生き方について」といったテーマで討論される機会も増えているという。

松岡の試みが、日本の救急医療の世界を少しずつ動かしつつある。その地殻変動がじわじわと感じられる。

「私は、自分一人の力で日本の救急医療を変えようなどと大それたことを考えているわけではありません。しかし、こうした新たな取り組みが膠着した地域医療に刺激と変化をもたらし、あとに続いてくれる仲間が増えることで、いずれ大きな流れができてくるのではないかと考えています」

「絶対に断らない救急クリニック」が全国津々浦々に面として広がっていくこと。これこそが松岡の夢の最終章だ。

想像してほしい。

松岡救急クリニックのような24時間365日、どんな病気でもケガでも診てくれるコンビニのような診療所があなたの近所にやって来る日を――。

九州の小さな町の、熱い志にあふれた救急医の投じた一石が、少しずつ波紋となって広がり、やがてこの国の医療を動かすビッグウェーブになることを期待してやまない。

松岡良典からのメッセージ

最後まで読んでいただきありがとうございます。

私は本の内容にもあったように、20代前半まで、なかなかやる気を起こすスイッチが入りませんでした。今、自分の人生を振り返ってみると、その理由は、本気で取り組みたいことが、ただ見つからなかっただけだったのかもしれません。

誰にでも、人生を変えるきっかけになる出来事が、ごく身近に起こっているかもしれませんが、油断していると、あるいは立ち止まって深く考えずにいると、あっという間に通過してしまいます。

私は幸いにも気づかせてもらい、そこで自分を見つめ直すことで、人生をかけて取り組む仕事を見つけ出しました。その後はひたすら、がむしゃらに、実直に、救急医療に向き合ってきました。そして、それが最終的に天職になりました。

救急医は、自分の本当にやりたいことであり、自分で決意して選んだ道だったので、後悔は一切なく、毎日がいつも最高にいいと思え、昨日よりも今日がもっといいと感じることができるようになりました。

時は儚く過ぎ去るものです。

時間は誰に対しても平等です。

その儚い時間の積み重ねが人生であり、それをいかに自分らしく表現するか、それが生きている我々の使命です。

生きたくても生きられない人たちを救急の現場でたくさん見てきましたので、それは確信しています。

毎日を特別な時間にするのは自分次第で、次々と過ぎ去っていく時を切り取って、忘れられない永遠の一瞬に変える努力も大事です。

春の新緑の香りがする林を通ったとき、満開の桜を見たとき、金色の銀杏並木を通ったとき、夕日が落ちる海を見たとき、人間は心に何かを感じるものです。

些細な喜びを繰り返し、大切にすること。それが人生を充実させるエッセンスであり、それは自分の心がけ次第だと私は思います。

人生を楽しめるかは自分自身にかかっています。

救急医として生きる今、生命の危機に瀕している患者さんが搬送されてきた際に、私が厳守していることは、

「私は今この時のために、この患者さんのために、救急医になったのだ。今までのつらく長かった修業の日々は、巡り巡って、今この重症患者さんを救うためだったのだ。私はこの時のために生まれてきたのだ」

と気持ちを奮い起こし、集中力を高めて、全身全霊で立ち向かうことです。

その人の人生が続くかどうかは、私の救急医としての技量にかかっています。患者さんの人生をこの瞬間で終わらせず、つなぎ止めて、未来へ続く太い線にできるように日々努力していきたいと思います。

まだまだ私も、志半ばではありますが、私の半生を知っていただくことで、読者の方々にさまざまなことを感じていただき、やる気を起こすきっかけにしていただき、元気の原動力になっていただければ嬉しいです。

辛くなったときに開いていただけるような本になれば、私にとっては、これほど嬉しいことはありません。

著者紹介

嶋 康晃　しま・やすあき

ルポライター。1959年生まれ。
1983年に学習院大学法学部政治学科を卒業後、広告代理店、出版社勤務を経て、1991年にフリーランスとなる。
著書に『アトピー性皮膚炎——悩める患者と医師のための処方箋』『世界の心臓を救った町——フラミンガム研究の55年』(ともにライフサイエンス出版)、『医療ベンチャーのビジネスリーダー〔畦元将吾〕波乱万丈、進行中』(ダイヤモンド社)があるほか、医療系書籍・雑誌の企画構成や執筆を中心に、幅広く活躍している。

救急《きゅうきゅう》を救《すく》う男《おとこ》

2019年 11月20日　初版第1刷

著　者——嶋《しま》　康晃《やすあき》
発行者——坂本桂一
発行所——現代書林
〒162-0053　東京都新宿区原町3-61　桂ビル
TEL／代表　03(3205)8384
振替00140-7-42905
http://www.gendaishorin.co.jp/

写真——川上輝明(bean)
ブックデザイン＋DTP——吉崎広明(ベルソグラフィック)

印刷・製本　㈱シナノパブリッシングプレス
乱丁・落丁本はお取り替えいたします。

定価はカバーに
表示してあります。

ISBN978-4-7745-1813-8 C0047